María Rodríguez Romero
María Antonia Meroño Saura
Blanca Sanchís Pardo

Estado de las Vacunaciones en España en la Actualidad

María Rodríguez Romero
María Antonia Meroño Saura
Blanca Sanchís Pardo

Estado de las Vacunaciones en España en la Actualidad

Comparación del estado de la vacunación en España frente a la Región de Murcia

PUBLICIA

Imprint

Cover image: www.ingimage.com

Publisher:
PUBLICIA
is a trademark of
International Book Market Service Ltd., member of OmniScriptum Publishing Group
17 Meldrum Street, Beau Bassin 71504, Mauritius
Printed at: see last page
ISBN: 978-620-2-43237-5

ESTADO DE LAS VACUNACIONES EN ESPAÑA EN LA ACTUALIDAD

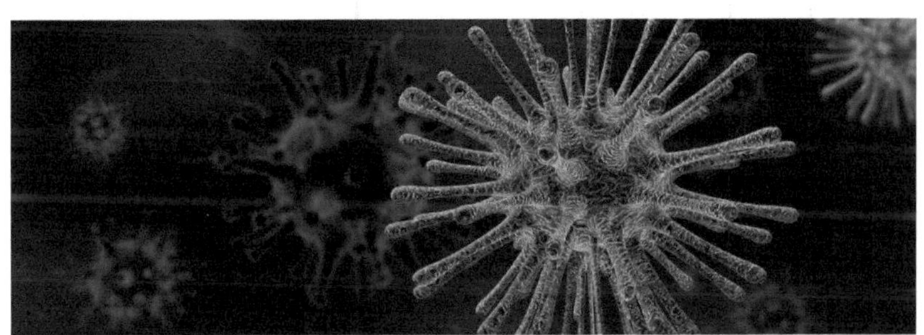

ÍNDICE:

1. INTRODUCCIÓN

Según la Organización Mundial de la Salud (OMS) "Las vacunas son cualquier preparación destinada a generar inmunidad contra una enfermedad estimulando la producción de anticuerpos". Esta preparación puede estar basada en microorganismos vivos atenuados, muertos o parte de su composición. [1-3]

Estos productos se consideran antígenos, y son capaces de generar una respuesta inmune específica contra ese microorganismo, que se puede mantener en el tiempo. Cuando este antígeno se inocula en un individuo se genera una reacción, de tal forma que cuando se exponga de nuevo a este antígeno, generará una respuesta más rápida y específica para bloquear al patógeno causante de la enfermedad. Esta primera reacción es conocida como respuesta primaria.[4-5]

Cuando planeamos un esquema de vacunación, valoramos cuantas dosis de vacuna es necesaria para crear la respuesta inmune deseada, para ello es necesario saber que necesitaremos un mínimo de dosis a la que llamaremos vacunación primaria y será el mínimo número de dosis necesario para proteger a la persona susceptible y que previamente se haya determinado este número mediante ensayos clínicos testando la vacuna. Por otro lado, para mantener la respuesta inmune en el tiempo puede ser que necesiten otro esquema de vacunación de recuerdo o de refuerzo que harán que esta respuesta inmune sea más rápida y más duradera en el tiempo. [2]

Los tipos de vacunas dependen del contenido de material que porten, pueden ser vacunas de microorganismos enteros o de subunidades.

Las vacunas de microorganismos enteros se subdividen en vacunas vivas atenuadas y vacunas inactivadas o muertas.

- Vacunas vivas atenuadas: que se consiguen mediante pases por medios de cultivo del microorganismo, para disminuir su virulencia manteniendo su capacidad de producción de la respuesta inmune, que tras su inoculación, produce una respuesta inmune similar a la de una infección natural (respuesta inmune humoral y celular). Suele ser suficiente la administración de una sola dosis para crear una respuesta permanente, pero se recomienda una segunda dosis para prevenir posibles fallos.
- Vacunas inactivadas se basan en que los microorganismos que portan están inactivados bien por medios físicos o por medios químicos. La respuesta inmune que esta genera suele ser menos potente por lo que se necesita varias dosis que suelen precisar adyuvantes que las potencien. [6-8]

Las vacunas de subunidades se basan que contienen parte del agente infeccioso y se subdividen en víricas o bacterianas. Las víricas llevan fragmentos específicos del virus en cuestión, y las bacterianas suelen llevar polisacáridos capsulares purificados, de forma aislada o conjugada para aumentar la respuesta inmune.[6-8]

Las contraindicaciones para la inoculación de las vacunas pueden ser permanentes o temporales:

- Permanentes: serían reacción alérgica anafiláctica a una dosis previa de una vacuna o de algún elemento de la misma o encefalopatía de etiología no conocida que ocurre en los 7 días posteriores a la administración de una vacuna con componente frente a la tosferina. [6-8]
- Temporales: podemos destacar el embarazo (vacunas vivas), inmunodepresión (además las vacunas atenuadas), enfermedad moderada o grave con o sin fiebre y edad prematura del niño (no efectividad de la vacuna). [6-8]

Para organizar qué vacunas se ponen en la infancia y cuando se ponen se crea el calendario de vacunación, que es la secuencia cronológica de vacunas que se administran sistemáticamente en un país o área geográfica.[9]

Tenemos datos del inicio de la vacunación en España en 1800 con la vacunación frente a la viruela. pero no se hace obligatoria la vacuna hasta 1921. Más adelante en 1944 la *Ley de Bases de Sanidad*, añade la vacunación obligatoria frente a la difteria, además de la viruela. En 1979 se declara la erradicación de la enfermedad y se recomienda la suspensión de la vacunación. Entre 1959-1963 se inicia la vacunación de Salk de polio gratis a la población más desfavorecida. Se aplicaba en 3 dosis entre los 5 y 8 años de edad. La cobertura fue baja por la cantidad de vacunas disponibles. En 1963 se inició la vacuna oral atenuada, que se hizo general a todos los niños entre los 2 meses y 7 años. En el mismo periodo además se incluyó la vacunación frente a la difteria, el tétanos y la tosferina (DTP). Esta vacunación se ofrecía a los niños entre los 3 meses y los 3 años de vida. Fue todo un éxito por lo que a partir de entonces harían 2 campañas de vacunación una en primavera y otra en otoño. En 1968 se inició la vacunación frente al sarampión.[9-12]

Gracias a los éxitos tras la incorporación de las vacunaciones sistemáticas en 1975 se decide crear un calendario vacunal territorial. [9-12]

Pese a tener un calendario vacunal en España y que la Comisión Europea apoya programas de prevención de infecciones prevenibles, todavía se dan casos y hay avisos sobre nuevas tandas de vacunaciones si se viaja a Europa. En la *Comisión de Salud Pública Europea* pone como reto mejorar la tasa de vacunación a nivel mundial, porque en el momento actual más de 100 millones de niños se vacunan de tosferina, poliomielitis, difteria, hepatitis B previniendo más de 2.5 millones de muertes al año.[13]

Sin embargo, pese a esto en Europa en el año 2018 según los datos más recientes recabados por el Centro Europeo para la Prevención y el Control de las Enfermedades (ECDC), la incidencia del sarampión sigue aumentando en varios países de la Unión

Europea (UE) y el Espacio Económico Europeo (EEE). entre el 1 de marzo de 2017 y el 28 de febrero de 2018 se notificaron 14 813 nuevos casos de sarampión mediante el *Sistema Europeo de Vigilancia* y de los casos notificados, cuando se conocía la situación de vacunación, el 86 % no se había vacunado. [14]

No obstante, pese a tener establecido un calendario vacunal mínimo a nivel nacional, nos encontramos con dilemas en relación de la inclusión o modificación de determinadas vacunas.

Por ejemplo, uno de los dilemas que hay en la actualidad es sobre la inclusión de nuevas vacunas contra la meningitis.

Ante el aumento de la incidencia de enfermedad meningocócica invasiva por serotipos que antes eran menos frecuentes desde la asociación de pediatría recomiendan vacunar de estos serotipos, aunque la vacuna no esté financiada por el *Sistema Nacional de Salud* (SNS).

En la actualidad, no hay dudas de la efectividad de la vacuna monovalente contra el meningococo C, que con altas tasas de vacunación (más del 90%) ha conseguido disminuir la incidencia de enfermedad meningocócica invasiva (EMI) por el grupo C. En el año 2017-2918 la tasa en España de EMI por C fue de 0.08/100000 hab, según la red del *Centro Nacional de Epidemiología.* (CNE) [15]

Sin embargo, está habiendo un aumento de la incidencia por cepas que hasta ahora eran menos frecuentes como el W y el Y. En el año 2000 hubo un brote epidémico en el Hach, durante la peregrinación a la Meca por estas cepas, que más tarde se extendió a países africanos. Este brote se extendió a países de Latinoamérica y desde allí a países de Europa como Reino Unido Austria Grecia y Holanda, y que estos países deciden incluir la vacuna MenACWY en su calendario vacuna. [16-17]

En España., los primeros casos producidos por el meningococo tipo W e Y, empezaron a detectarse a partir de 2015 y parece que la incidencia va aumentando poco a poco. En relación, a esto la incorporación de la vacuna no está siendo homogénea en las diferentes comunidades autónomas, por ejemplo, como Castilla y León que la va a introducir o Melilla que ya la tiene incorporada. [18-19]

Por otro lado, el debate sigue abierto con la vacunación contra el Meningococo B, vacuna recomendada por los pediatras, pero no financiada en el sistema nacional de salud.

Mirando los estudios coste/beneficio a nivel poblacional no resultan favorables por la baja incidencia de la enfermedad, no obstante, al ser un serogrupo con un porcentaje no desdeñable de secuelas graves a largo plazo (30%) y de letalidad en torno al 10%, para el paciente, se recomienda la vacunación, que además es una vacuna segura y con pocos efectos secundarios. [20]

Otro ejemplo del dilema existente con las vacunas, es la vacunación del virus del papiloma humano, en tanto por su reciente incorporación en el calendario vacunal a niñas de 9-13 años, como que en el calendario no se contempla la vacunación a varones, pese a que hay evidencias de que puede evitar aparición de lesiones relacionadas con el virus tanto no oncológicas (verrugas anales) como oncológicas (cáncer de pene, recto y cabeza y cuello).

Se ha visto que en España la prevalencia existente está en torno al 14.3% y que está en aumento progresivo. Los genotipos más frecuentes son el 16, 6 y 11 que con más frecuencia se encuentran en las mujeres jóvenes en España, además esta prevalencia es similar a la encontrada en otros países de nuestro entorno.[21]

Actualmente con la vacunación se previenen las lesiones precancerosas en las mujeres, con una protección de hasta el 80%, aunque en el momento actual, no se puede saber cuánto dura la respuesta inmune tras la vacunación y si precisaría de dosis de recuerdo.[21]

Gracias a la vacunación sistemática se ha comprobado una protección comunitaria de los genotipos más oncogénicos y un aumento progresivo de los menos frecuentes y menos precancerosos.[21]

Otro aspecto que no podemos olvidar es que en España la vacunación es recomendada y no obligatoria y que son los padres los que deciden si vacunar o no a sus hijos, es más, el no querer que vacunen a sus hijos forma parte del proceso del consentimiento informado enmarcado en el contexto de la bioética moderna.[22]. La toma de decisiones por parte del paciente o de los tutores legales del mismo está amparada bajo la *ley 41/2002, de 14 de noviembre*, que establece la norma básica reguladora de la autonomía del paciente y los derechos y obligaciones en materia de información y documentación clínica. [23]

En la actualidad hay numerosas corrientes ideologías en contra de las vacunaciones, que defienden que en el momento actual dadas las buenas condiciones higiénico-sanitarias la vacunación no es necesaria. Además, sostienen que los programas de vacunación están promovidos por las industrias y por diferentes intereses entre ellos los económicos. Estas creencias están ocasionadas variaciones en las coberturas de los programas de vacunación y la efectividad de la vacuna, dado que no podemos olvidar que hay vacunas que protegen al individuo y otras que generan "efecto rebaño", y que al aumentar la población no vacunada el efecto rebaño disminuye, y favorece infecciones sobre todo en pacientes inmunodeprimidos.[24-27]

A raíz de todo esto, en octubre de 2010 hubo un brote de sarampión en el barrio del Albaicín, en Granada, que se extendió rápidamente por colegios, niveles asistenciales hospitalarios llegando hasta la capital. En este barrio donde se inició la epidemia había muy baja cobertura vacunal (hasta el 60% en uno de los colegios del barrio) puesto que predomina una corriente antivacunas en la que sostienen que las vacunas son dañinas o en todo caso innecesarias, que ocasionan efectos secundarios tan importantes como el autismo, y que contienen bioelementos perjudiciales como el mercurio. Además, se acompañan del convencimiento de que las enfermedades de las que se vacunan son banales o confían en el efecto rebaño.[28-29]

2. OBJETIVOS

a) Conocer el calendario de vacunaciones oficial del Ministerio de Sanidad, Consumo y Bienestar Social, la adaptación en las diferentes comunidades, prestando mayor atención a la Región de Murcia.
b) Conocer el grado de cobertura de las vacunas y en consecuencia la disminución de las enfermedades relacionadas con las mismas
c) Vacunación frente a la meningitis, tipos de vacunas, incorporación en los calendarios vacunales.
d) Vacunación frente al virus del papiloma humano, razones para incluir o no, la vacuna en los varones.
e) Corriente anti vacunas, qué razones tienen para no vacunar y el impacto que esto genera en la salud y en la población en general.

3. RESULTADOS

3.1 CALENDARIO VACUNAL

3.1.1 CALENDARIO VACUNAL ESPAÑA 2019[31-32]:

CONSEJO INTERTERRITORIAL DEL SISTEMA NACIONAL DE SALUD

CALENDARIO COMÚN DE VACUNACIÓN A LO LARGO DE TODA LA VIDA

Calendario recomendado año 2019

VACUNACIÓN	EDAD													
	Pre-natal*	0 meses	2 meses	4 meses	11 meses	12 meses	15 meses	3-4 años	6 años	12 años	14 años	15-18 años	19-64 años	≥ 65 años
Poliomielitis			VPI	VPI	VPI				VPI[a]					
Difteria-Tétanos-Pertussis	dTpa		DTPa	DTPa	DTPa				DTPa[a]		Td	Td[b]	Td[b]	Td
Haemophilus influenzae b			Hib	Hib	Hib									
Sarampión-Rubeola-Parotiditis						TV		TV				TV[c]	TV[c]	
Hepatitis B[d]		HB[d]	HB	HB	HB							HB[e]		
Enfermedad meningocócica C				MenC[f]		MenC				MenC		MenC[g]		
Varicela							VVZ	VVZ		VVZ[h]		VVZ[h]	VVZ[h]	
Virus del Papiloma Humano										VPH[i]		VPH[j]		
Enfermedad neumocócica			VNC1	VNC2	VNC3									VN[k]
Gripe	gripe													gripe anual

*Se administrará una dosis de vacuna frente a tosferina en embarazadas entre las semanas 27 y 36 de gestación. En temporada de gripe se vacunará a embarazadas en cualquier trimestre de gestación.

(a) Se administrará la vacuna combinada DTPa/VPI a los menores vacunados con pauta 2+1 cuando alcancen la edad de 6 años. Los menores vacunados con pauta 3+1 recibirán dTpa.

(b) Vacunar o completar vacunación en caso de no tener administradas 5 dosis durante la infancia y adolescencia

(c) Vacunar con dos dosis si susceptible

(d) Pauta 0, 2, 4, 11 meses. Se administrará la pauta 2, 4 y 11 meses siempre que se asegure una alta cobertura de cribado prenatal de la embarazada y la vacunación de hijos/as de madres portadoras de AgHBs en las primeras 24 horas de vida junto con administración de inmunoglobulina HB.

(e) En personas no vacunadas con anterioridad se administrarán 3 dosis con pauta 0, 1 y 6 meses

(f) Según la vacuna utilizada puede ser necesaria la primovacunación con una dosis (4 meses) o dos dosis (2 y 4 meses de edad).

(g) Se administrará 1 dosis en las personas no vacunadas después de los 10 años de edad.

(h) Personas que refieran no haber pasado la enfermedad ni haber sido vacunadas con anterioridad. Pauta con 2 dosis.

(i) Vacunar solo a las niñas con 2 dosis.

(j) Vacunar solo a las mujeres no vacunadas con anterioridad, con pauta de 3 dosis.

(k) Vacunación frente a neumococo a los 65 años de edad.

Imagen 1: Calendario Vacunal de 2019. obtenida de Ministerio de Sanidad, Consumo y Bienestar Social disponible en:http://www.mscbs.gob.es/profesionales/saludPublica/prevPromocion/vacunaciones/Calendario_Todalavida.htm

En esta imagen podemos ver la propuesta de calendario vacunal para el año 2019 del Ministerio de Sanidad, Consumo y Bienestar social. En este calendario se incluyen las vacunas siguientes:

a) **Vacuna frente a la difteria, el tétanos, la tosferina (DTPa/Tdpa) y Poliomielitis:** Se recomienda el esquema 2+1 con hexavalentes a los 2,4 y 11 meses. Los niños que hayan recibido esta pauta 2+1 deben recibir DTPa-VPI a los 6 años y Tdpa a los 12-14 años. Se recomienda vacunar con Tdpa a todas las embarazadas entre las semanas 27-32.

- Razones para la vacunación de tosferina: La incidencia ha ido aumentando estos últimos años, la OMS estimó que en 2014 hubieron 160700 muertes por tosferina en el mundo.[10,33] Los brotes de tosferina afectan tanto a adultos, niños escolares como lactantes, siendo este último grupo el más vulnerable y el más afectado con mayor número de ingresos y de muertes, por eso hay que protegerlos especialmente.[10,34] Con la vacunación a las embarazadas se consigue crear una inmunidad pasiva al recién nacido, especialmente en el periodo ventana entre el nacimiento y el inicio de las vacunaciones. [10]
- Razones para el esquema de la difteria, tos ferina y tétanos: El esquema 2+1 es el recomendado por el CISNS en 2017[10,35.] Es segura y con buena respuesta inmunológica optimizando las dosis. En el refuerzo de los 6 años se prefieren los preparados DTPa frente a los de pobre carga antigénica (Tdpa), ya que generan una protección más larga en el tiempo. Para actuar frente a los agentes transmisores (adolescentes) se prefiere vacunar con preparados Tdpa aun sabiendo que tienen menos capacidad inmunógena. [10,35-36]
- Razones para el esquema de la poliomielitis: Es importante que los niños con esquema 2+1 reciban su dosis de recuerdo (de polio inactivada) a los 6 años, así como los viajeros que vayan a ir a países endémicos.[10,37]

Contraindicaciones [38]:

- Reacción anafiláctica previa a algún componente de la vacuna
- Proceso febril en el momento de la vacunación, se retrasará hasta resolución del cuadro.
- La presentación infantil de carga antigénica estándar (D) no se puede administrar a partir de los 7 años de edad, porque se incrementa el riesgo de reacciones adversas.
- Si aparece una reacción de tipo Arthus (vasculitis con necrosis tisular) tras la aplicación de la vacuna, no nueva dosis hasta 10 años después.

Efectos adversos [38]:

- Frecuentes: Reacción local (eritema local, calor, y dolor, transitorio)
    - Favorecido por inoculación de la vacuna en distancias próximas o en planos más superficiales que lo recomendado.

- Nódulo cutáneo doloroso de unas semanas de duración en el lugar de administración de la vacuna.
- Las reacciones generales son menos frecuentes e incluyen fiebre, malestar general, cefalea, mialgias, somnolencia, irritabilidad, astenia y anorexia. Las reacciones anafilácticas de tipo inmediato son excepcionales.
- Muy infrecuente la aparición de un fenómeno tipo Arthus, el cual consiste en una reacción de hipersensibilidad de tipo III localizada, en la que los complejos antígeno-anticuerpo que fijan el complemento se depositan en las paredes de los vasos sanguíneos pequeños, causando una inflamación aguda, infiltración de neutrófilos, hemorragia y necrosis localizada de la piel.

b) **Vacuna frente al Haemophilus Influenzae tipo b:** Se administra de forma combinada junto a la de la poliomielitis y la de la difteria-tosferina-pertussis en los 2, 4 y 11 meses de vida.[39]

- Los principales escenarios clínicos relacionados con el Haemophilus tipo b incluyen neumonía, epiglotitis, meningitis, infección osteoarticular y celulitis bacteriana, siendo los niños menores de 5 años los más afectados.
- **Contraindicaciones** [39]:
    - Reacción anafiláctica a una dosis previa de la vacuna o frente a alguno de sus componentes
    - Esperar a que se resuelva si hay infección en el momento de la vacunación.
- **Efectos adversos** [39]: son poco comunes
    - Frecuentes: reacción local (enrojecimiento, dolor y tumefacción)
    - Poco frecuentes: fiebre o irritabilidad.

c) **Vacuna frente al sarampión, la rubéola y la parotiditis (SRP).:** En un esquema de 2 dosis, a los 12 meses y a los 3-4 años.

- Sarampión: Ocasiona una muerte por cada 3000 casos, y una encefalitis por cada 1000, que puede ser grave y dejar secuelas neurológicas. En uno de cada 100 000 casos puede desarrollarse, al cabo de unos años, una panencefalitis esclerosante subaguda. La gran eficacia de los programas de vacunación infantil ha conseguido disminuir los casos de sarampión del orden del 95 al 99 % en la mayoría de los países del mundo.[40]
- Rubeola: el escenario clínico que caracteriza esta enfermedad es la aparición de un exantema generalizado maculopapular, fiebre mayor de 37.5ºC y artralgias/linfadenopatías/conjuntivitis. Sin embargo, el mayor peligro lo ocasiona la rubéola congénita con síntomas en el recién nacido de cataratas/glaucoma congénito, enfermedad cardiaca congénita,

pérdida de audición, retinopatía pigmentaria. Para prevenirla se administra la vacuna.[41]

- Parotiditis: es una enfermedad típica en edad escolar, pero con la vacunación sistemática la mitad de los casos se están dando en adultos jóvenes. Puede cursar de forma asintomática, como un cuadro catarral inespecífico o como un cuadro típico de inflamación de la glándula parótida con fiebre y malestar general. Excepcionalmente puede dar orquitis.[42]

Contraindicaciones generales de esta vacuna combinada [40-42]:

a) Enfermedad febril aguda: Posponer hasta resolución del cuadro.
b) Embarazo: Se debe demorar hasta la finalización del embarazo por el posible riesgo teórico de malformaciones fetales
c) Alergias: No le afecta la alergia al huevo. La mayoría de reacciones anafilácticas son debidos a la gelatina hidrolizada que contiene.
d) Alteraciones inmunitarias: No se pueden poner en personas con inmunodeficiencias congénitas o adquiridas significativas.
e) Trombocitopenia: se recomienda no vacunar a los niños que desarrollan un episodio de púrpura trombocitopénica en las 6-8 semanas siguientes a la primera dosis de vacunas que contengan la del sarampión.
f) Intolerancia congénita a la fructosa: contraindica la vacuna SRP y la SRPV por el contenido en sorbitol de las presentaciones comercializadas.

Efectos adversos: [40-42]

1. Reacciones locales (dolor, eritema, tumefacción, adenopatía): infrecuentes.
2. Fiebre, que puede ser superior a 39,5 °C, al cabo de 5-12 días de la vacunación en el 5-15 % de niños vacunados; dura uno o dos días (máximo cinco) y puede aparecer asociado un exantema morbiliforme y/o una tumefacción parotídea (enfermedades atenuadas).
3. Encefalitis o encefalopatía en menos de 1 por cada millón de dosis, atribuible al componente antisarampión.
4. Trombocitopenia transitoria.
5. Reacciones alérgicas a alguno de los componentes de la vacuna.
6. Convulsiones, habitualmente de tipo febril simple.

7. Enfermedad producida por el virus vacunal del sarampión en pacientes inmunodeprimidos, potencialmente grave e incluso mortal.
8. La aparición de meningitis aséptica se relaciona con la vacunación con la cepa Urabe de la parotiditis y es excepcional tras la vacunación con las cepas Jeryl-Lynn y RIT 4385.

d) **Vacuna antihepatitis B (HB). -** Repartida en 3 dosis, en forma de vacuna hexavalente, a los 2, 4 y 11 meses de edad. Además, los hijos de madres portadoras recibirán una cuarta dosis al nacimiento monocomponente junto con la administración de inmunoglobulina HB. En personas adultas no vacunadas se seguirá el esquema 0,1 y 6 meses.

- La hepatitis B es una enfermedad de transmisión sanguínea y sexual. Cuanto menor es la edad del contagiado, mayor es el riesgo de desarrollar infección crónica. Esta se produce en el 90 % de los casos de infección perinatal. Para la inmunización frente a la hepatitis B se dispone de dos tipos de productos: la vacuna, que confiere inmunidad duradera (memoria inmunológica), y la inmunoglobulina específica, que induce protección rápida, pero temporal.[43]
- **Contraindicaciones:** [43]
  - Reacciones alérgicas graves a cualquiera de los componentes de la vacuna o cuando ha existido reacción alérgica grave a una dosis previa de la vacuna frente a la hepatitis B.
  - Alergia grave a la levadura de cerveza y a la de panadero.
  - No existe contraindicación en el embarazo ni en la lactancia en mujeres con riesgo de infección.
  - No contraindicada en personas con inmunodeficiencias.
- **Efectos adversos:** [43]
  - Frecuentes: reacción local
  - Fiebre (>37,7 °C) es la más frecuente (1-6 %), seguida del cansancio, malestar, cefalea y síntomas pseudogripales.
  - Otras reacciones adversas descritas como poco frecuentes son vértigo, parestesias, náuseas, vómitos, diarrea, dolor abdominal, alteración de las pruebas de función hepática, artralgias, prurito y urticaria.

e) **Vacuna conjugada frente al meningococo C (MenC)** Según la vacuna utilizada puede ser necesaria la primovacunación con una dosis (4 meses) o con 2 dosis (2 y 4 meses).

- En el momento actual se han identificado 12 serogrupos de N. meningitidis (meningococo), de los cuales son más frecuentes en nuestro medio: B, W, C e Y. Últimamente encontramos una tendencia decreciente en la incidencia global de enfermedad meningocócica invasiva en países que vacunan de forma sistemática contra meningococo C, emergiendo otros serogrupos que antes eran infrecuentes (W, Y)[44]

- **Contraindicaciones:[44]**
    - Antecedente de una reacción anafiláctica a una dosis previa de dicha vacuna.
    - Reacción anafiláctica previa a alguno de los componentes de la vacuna.
    - Enfermedad aguda: se puede retrasar la vacunación hasta que el niño se encuentre restablecido. El motivo de este retraso es facilitar el diagnóstico diferencial ante la aparición de una posible reacción adversa.
    - Embarazo y lactancia: se pueden administrar cuando esté claramente indicado y tras una valoración individualizada del riesgo/beneficio.
- **Efectos adversos**:[44]
    - Reacciones locales leves. En niños mayores y adultos puede aparecer cefalea y malestar general hasta en el 10 % de los vacunados.
    - Las reacciones graves son muy infrecuentes (<0,01 %), incluyendo las reacciones alérgicas sistémicas.

e) **Vacuna frente a la varicela (Var). -** Dos dosis: la 1.ª a los 15 meses y la 2.ª a los 3-4 años de edad. Además de la vacunación de rescate a los 12 años y de las personas con factores de riesgo para la varicela y sus contactos.

- Cuando la vacunación no existía la incidencia era la misma que los nacimientos al año. Se solía producir antes de los 14 años sobre todo entre los 2-10 años, por este motivo, los adultos mayores de 45 años están inmunizados. La pauta de vacunación de 2 dosis con un intervalo mínimo de 1 mes muestra una efectividad del 92-95 % para prevenir cualquier forma de varicela.[45]
- **Contraindicaciones:[45]**
    - Alergia grave a gelatina (Varivax y ProQuad) y neomicina (Varivax, Varilrix, ProQuad y Priorix-Tetra). La dermatitis de contacto a la neomicina no constituye una contraindicación.
    - Inmunodeficiencias congénitas celulares o mixtas (no en las humorales) e inmunodeficiencias adquiridas (leucemias, linfomas y tumores malignos) en fase activa de la enfermedad
    - Tratamientos inmunosupresores. No hasta que hayan transcurrido, al menos, 3 meses de terminar el tratamiento
    - Niños en tratamiento con dosis altas de corticoides (≥2 mg/kg/día de prednisona o su equivalente, o ≥20 mg/día en los niños que

pesan más de 10 kg, durante dos o más semanas, o ≥1 mg/kg/día durante ≥28 días). En estos niños no hasta transcurrido un mes desde la finalización del tratamiento.

- Niños con infección VIH, leucemias, tumores sólidos malignos o niños en programas de trasplante que no cumplen los criterios de vacunación. Pacientes sometidos a radioterapia.
- Tuberculosis. No es recomendable la vacunación en personas con tuberculosis activa.
- Embarazo. No se recomienda por el riesgo teórico de malformaciones fetales.

- **Efectos adversos:**[45]

    - Frecuentes: reacciones locales en forma de dolor, enrojecimiento o hinchazón.
    - Los efectos sistémicos, infrecuentes, son fiebre y exantemas leves que aparecen entre los 5 y 30 días siguientes a la vacunación. En adolescentes y adultos la frecuencia de reacciones exantemáticas puede ser algo más elevada, sobre todo tras la primera dosis
    - Es muy raro que los niños sanos vacunados transmitan el virus a los contactos susceptibles.
    - La incidencia de herpes zóster es menor con el virus vacunal que con el virus salvaje.
    - En relación al embarazo, se estima que la capacidad teratógena del virus vacunal es muy baja.

f) **Vacuna frente al virus del papiloma humano (VPH).** Vacunación sistemática universal frente al VPH, en niñas 2 dosis a los 12 años.

- La infección por este virus se relaciona directamente con la aparición de lesiones preneoplásicas y neoplásicas anogenitales en el hombre y la mujer, siendo un agente causal directo en el cáncer de cérvix. Se ha demostrado que con la vacuna se consigue prevenir estas lesiones sobre todo vacunando de los serotipos que con más frecuencia producen lesiones que tienden a la malignidad. El momento óptimo es antes del inicio de la actividad sexual, puesto que aún no se ha puesto en contacto con la infección. [46]
- **Contraindicaciones:**[46]
    - Hipersensibilidad grave a alguno de los componentes de la vacuna.
    - No se recomienda en mujeres embarazadas.
    - No existen datos de seguridad, inmunogenicidad y eficacia en personas inmunodeprimidas ni en mujeres durante la lactancia.
- Efectos adversos: [46]
    - Reacción local y mialgias

g) **Vacuna conjugada frente al neumococo (VNC).** Tres dosis: las 2 primeras a los 2 y 4 meses, con un refuerzo a partir de los 11 meses de edad.

- El inicio de la vacunación contra el neumococo usando la vacuna neumocócica conjugada heptavalente, provocó una disminución de la incidencia de la enfermedad neumocócica invasiva y los ingresos asociados a neumonía, además demostró una inmunidad de grupo. La vacuna neumocócica conjugada tridecavalente (VNC13) es la que mejor se adapta al perfil epidemiológico de nuestro país.[47]
- **Contraindicaciones:**[47]
    - Reacción alérgica grave en una administración previa de la vacuna.
    - En prematuros ≤28 semanas de gestación, especialmente si tienen historia de afectación respiratoria, debe considerarse el riesgo de apnea y la necesidad de monitorización respiratoria si están ingresados en el hospital.
- **Efectos adversos:** [47]
    - Reacción local
    - Fiebre de bajo grado, irritabilidad, disminución del apetito y aumento o disminución del sueño, tras la primovacunación.
    - Menos frecuentes, que aparecen en alrededor del 1-5 % de los niños son: fiebre >39 ºC, vómitos, diarrea y rash. Por último, en menos de un 1 % de los niños pueden aparecer convulsiones febriles, urticaria y apnea

3.1.2 VACUNAS NO INCLUIDAS PERO RECOMENDADAS POR LA ASOCIACIÓN DE PEDIATRÍA

Sin embargo, desde la asociación de pediatría en la sesión del comité de vacunas recomiendan la vacunación contra el rotavirus y el meningococo B, aunque no está financiado por el sistema nacional de salud (SNS): [32]

Vacuna frente al meningococo B (MenB). - Esta vacuna está financiada en Reino Unido con una cobertura de más del 90% desde 2015, en 2016 la incluyo Irlanda y posteriormente Italia y Lituania. En este momento la sociedad de pediatría recomienda administrar la vacuna Bexsero a los lactantes con la pauta de primovacunación de 3 y 5 meses de edad, guardando un intervalo de dos semanas respecto a las vacunas del calendario vacunal oficial. También puede iniciarse la vacunación a los 2 meses debiendo entonces administrar 3 dosis con una separación mínima de 1 mes entre ellas. La dosis de refuerzo, en el caso de los primovacunados en el primer año de vida, se administra entre los 13 y los 15 meses, para evitar su coincidencia con la vacuna antimeningocócica C conjugada con toxoide antitetánico (NeisVac-C) A partir de los 10 años, la prevención de EMI por serogrupo B puede realizarse con cualquiera de las dos vacunas disponibles: Bexsero y Trumenba. El CAV-AEP no establece actualmente ninguna preferencia entre ambos preparados.[45]

- **Contraindicaciones:** Hipersensibilidad grave a los principios activos o a alguno de los excipientes incluidos.[45]

Vacuna frente al rotavirus (RV). - Dos o tres dosis de vacuna frente al rotavirus: a los 2 y 3 meses o 2 y 4 meses con la vacuna monovalente o a los 2, 3 y 4 meses o 2, 4 y 5-6 meses con la pentavalente. La pauta ha de iniciarse entre las 6 y las 12 semanas de vida; y debe completarse antes de las 24 semanas en la monovalente y de las 32 en la pentavalente. El intervalo mínimo entre dosis es de 4 semanas. Ambas se pueden coadministrar con cualquier otra vacuna.[48]

- El rotavirus (RV) es la causa principal de diarrea infantil grave en todo el mundo e infecta prácticamente a todos los niños en los 5 primeros años de vida, sobre todo en los primeros 2 años. Hay riesgo de invaginación intestinal tras la vacunación por eso es importante hacer un buen seguimiento tras la misma, para evitar la invaginación deben ponerse antes de la semana 32 de vida. [48]
- **Contraindicaciones:** [48]

    - Hipersensibilidad grave a algún componente de la vacuna
    - Historia previa de invaginación intestinal.
    - Malformación congénita gastrointestinal no corregida que pueda predisponer a una invaginación intestinal.
    - Inmunodeficiencia combinada grave.
    - Posponer la vacunación en los casos de enfermedad aguda febril, diarrea o vómitos

3.1.3 CALENDARIOS VACUNALES EN LAS COMUNIDADES AUTÓNOMAS, EJEMPLO EL CALENDARIO VACUNAL DEL SERVICIO MURCIANO DE SALUD.

Las diferencias entre los calendarios vacunales dentro de España se adjuntan en el **Anexo 1** al final del documento.

En la Región de Murcia el calendario vacunal de 2019 es el siguiente:[49]

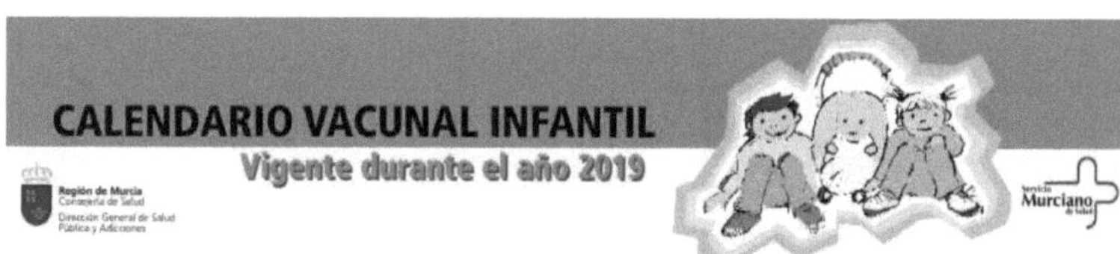

EDAD		Difteria	Tétanos	Tosferina	H. influenzae b (Hib)	Hepatitis B(1)	Polio (inactivada)	Neumococo (conjugada)	Meningococo C	Triple Vírica	Varicela	Papilomavirus (VPH)
MESES	2	●	●	●	●	●	●	●				
	4	●	●	●	●	●	●	●	●			
	11	●	●	●	●	●	●	●				
	12								●	●		
	15										● (2)	
AÑOS	4									●	● (2)	
	6	●	●	●								
	11-12								● (3)		● (4) (2 dosis)	● (5) (2 dosis)
	14	●	●									

(1) En recién nacidos de madre portadora de AgsHB: 1.ª dosis de vacuna e inmunoglobulina al nacer, la 2.ª dosis de vacuna a los 2 meses, la 3.ª a los 4 meses y la 4.ª dosis a los 11 meses.

(2) Para los niños nacidos a partir del 1 de enero de 2015 en régimen de dos dosis a los 15 meses y a los 4 años. La dosis de los 4 años se administrará utilizando la vacuna Tetravírica (sarampión, rubeola, parotiditis y varicela).

(3) Para los niños nacidos en el año 2008.

(4) Para aquellos niños que no la hayan padecido y no hayan sido vacunados con anterioridad.

(5) Vacunación sistemática en niñas nacidas en 2008. Recaptación de no vacunadas nacidas entre 2001 y 2007. Esquema de vacunación 2 dosis (0 y 6 meses) con 14 años o menos y 3 dosis (0, 1-2 y 6 meses) para las de 15 o más años.

Imagen obtenida a través de MurciaSalud. es disponible en: http://www.murciasalud.es/pagina.php?id=399382&idsec=824

Como podemos comprobar al ver los dos calendarios (el del ministerio y el de la Región de Murcia) encontramos que no hay grandes diferencias, pero no se incluyen vacunas recomendadas por la asociación de pediatría como la vacuna del rotavirus y meningococo B.

3.1.4 RESUMEN DE LAS VACUNAS Y SUS NOMBRES COMERCIALES:

Sigla / tipo de vacuna	**Nombre genérico**	**Nombre comercial (fabricante)**	**Dosis y edad de administración**
DTPa-VPI-Hib-HB	Hexavalente (difteria de carga estándar, tétanos, tosferina acelular de carga estándar, polio inactivada, Hib y hepatitis B)	Hexyon (Sanofi Pasteur) Infanrix Hexa (GSK) Vaxelis (MSD)	Dosis: 0.5 ml Edad mínima 6 sem Edad máxima 24 meses Dosis 0.5 ml Edad mínima 3 meses Edad máxima 36 meses Dosis: 0.5 ml Edad mínima 6 sem Edad máxima 15 meses

Tdpa	Tétanos, difteria de carga reducida y tosferina acelular de carga reducida	Boostrix (GSK) Triaxis (Sanofi Pasteur)	Dosis: 0.5 ml Edad mínima 4 años Dosis: 0.5 ml Edad mínima 4 años
Tdpa-VPI	Tétanos, difteria de carga reducida, tosferina acelular de carga reducida y polio inactivada	Boostrix Polio (GSK)	Dosis: 0.5 ml Edad mínima 3 años
VNC13	Neumococo conjugado de 13 serotipos	Prevenar 13 (Pfizer)	2 4 y 11 meses de edad
MenC	Meningococo C conjugado con toxoide tetánico	NeisVac-C (Pfizer)	4 meses
MenACWY	Meningococos A, C, W e Y conjugados con CRM Meningococos A, C, W e Y conjugados con toxoide tetánico	Menveo (GSK) Nimenrix (Pfizer)	1 dosis única a los 2 años 1 dosis única a los 12 meses
MenB: - **4CmenB** - **MenB-fHbp**	Meningococo B Meningococo B	Bexsero (GSK) Trumenba (Pfizer)	De 2 a 5 meses de edad. 10 años, 2 dosis separadas 6 meses.
SRP	Triple vírica (sarampión, rubeola y parotiditis)	MMR-VaxPro (MSD) Priorix (GSK)	> 12 meses 1 dosis a los 12 meses ó 2 entre los 9-12 meses > 9 meses 1 dosis a los 12 meses ó 2 entre los 9-12 meses
SRPV	Tetravírica (sarampión, rubeola, parotiditis y varicela)	ProQuad (MSD)	> 12 meses 1 dosis a los 12 meses
Var	Varicela	Varilrix (GSK) y Varivax (MSD)	12 meses
VPH 1) VPH2 2) VPH4 3) VPH9	1) Virus del papiloma humano de 2 genotipos 2) Virus del papiloma humano de 4 genotipos 3) Virus del papiloma	1) Cervarix (GSK) 2) Gardasil (MSD) 3) Gardasil 9(MSD)	> 9 años 9-45 años 9-26 años

	humano de 9 genotipos		
RV **1) RV1** **2) RV5**	1) Rotavirus monovalente 2) Rotavirus pentavalente	1) Rotarix (GSK) 2) RotaTeq (MSD)	Vía oral 6-24 semanas Vía oral 6-32 semanas

3.2 GRADO DE VACUNACIÓN EN ESPAÑA Y ENFERMEDADES RELACIONADAS POR NO VACUNACIÓN:[50-52]

Para evaluar el grado de vacunación del calendario se utiliza el análisis de la cobertura vacunal (proporción de población diana vacunada), dato que recogen las comunidades autónomas mediante registros numéricos y nominales.

Los diferentes porcentajes de cobertura vacunal por comunidades se encuentra en el **Anexo 2.**

A continuación, analizaremos vacuna a vacuna el grado de cobertura vacunal que presentan los diferentes programas incluidos a partir del año 2005.

3.2.1 Vacunación frente a difteria, tétanos, tosferina, poliomielitis

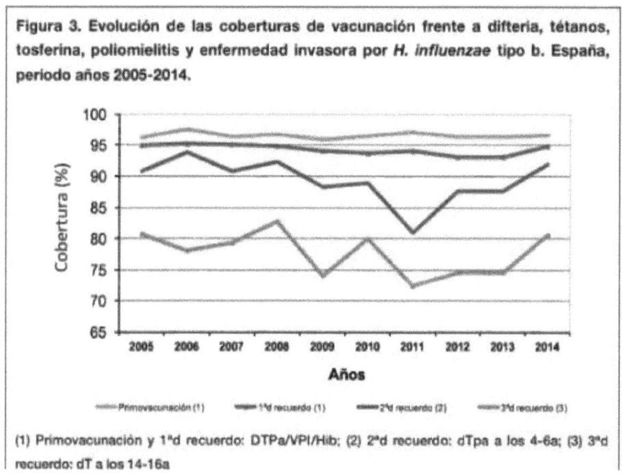

Figura 3. Evolución de las coberturas de vacunación frente a difteria, tétanos, tosferina, poliomielitis y enfermedad invasora por *H. influenzae* tipo b. España, periodo años 2005-2014.

(1) Primovacunación y 1ºd recuerdo: DTPa/VPI/Hib; (2) 2ºd recuerdo: dTpa a los 4-6a; (3) 3ºd recuerdo: dT a los 14-16a

Imagen obtenida a través del documento Ponencia de Programas y Registro de Vacunaciones. Revisión del Calendario de Vacunación. Comisión de Salud Pública del Consejo Interterritorial del Sistema Nacional de Salud. Ministerio de Sanidad, Servicios Sociales e Igualdad, 2016. Página 24.

En esta figura se observa que la cobertura de primovacunación con tres dosis de DTPa/VPI/Hib es superior al 95% desde el año 2005, siendo la cobertura de la primera dosis de recuerdo cercana al 95%. Para la segunda dosis de recuerdo con dTpa es superior al 85%, excepto en el año 2011, y alrededor del 75% en los últimos años en la dosis de recuerdo frente a tétanos y difteria en la adolescencia.

- Poliomielitis: El objetivo marcado para la vacunación de la poliomielitis, que es la erradicación de la enfermedad, en España se cumple desde 1998 con una tasa de vacunación de más del 95%.
- Difteria: Sin embargo, pese a esta alta tasa de vacunación en 2016 se detectó un caso de difteria tras estancia un mes en Senegal, el paciente tenía las vacunas en orden.

  Es importante saber que, aunque en España con la vacuna los casos de difteria son excepcionales, es endémica en Asia, África y Sudamérica. En los países de la Unión Europea fueron notificados 26 casos de difteria producidos por C. diphtheriae y 21 producidos por C. Ulcerans. Más del 50% de estos casos fueron producidos tras un viaje. [50-52]

- Tétanos: Desde el año 2007 los casos notificados de tétanos mantienen una tendencia estable con una incidencia entre 0,03 y 0,01 casos por 100.000 habitantes y año. En 2016 se declararon a la RENAVE 9 casos de tétanos (0,02/100.00 habitantes).

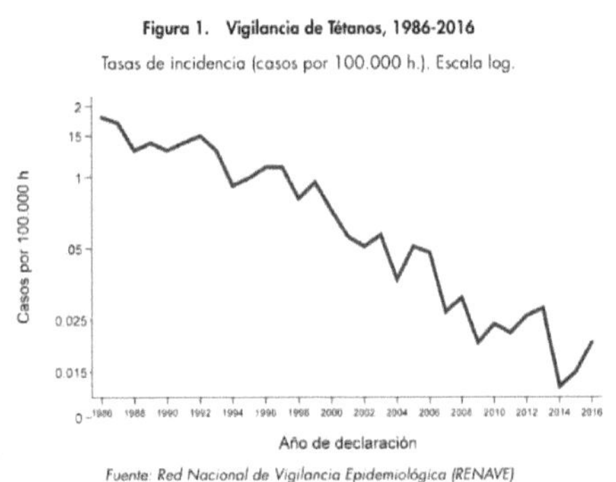

Imagen obtenida en Centro Nacional de Epidemiología. CIBER Epidemiología y Salud Pública (CIBERESP). Instituto de Salud. Carlos III. Resultados de la vigilancia epidemiológica de las enfermedades transmisibles. Informe anual 2016. Madrid, 2018. Pág.: 50

Las altas coberturas de vacunación han reducido drásticamente la incidencia y la mortalidad por tétanos en España. En los últimos años la incidencia se mantiene estable y los casos se diagnostican fundamentalmente en mayores de 65 años que no están vacunados o que han recibido pautas de vacunación incompletas.[53]

- Tos ferina: Esté en un estado de epidemia sostenida desde el año 2010 manteniendo un patrón cíclico siempre teniendo el numero basal más alto que años previos, que en 2014 se inició una onda que alcanzó el pico máximo en 2015 con 18,04 casos por 100.000 y en 2016 comenzó el descenso de la onda 11,60 casos/100.000 habitantes.

Figura 1. Vigilancia de tos Ferina, 1986-2016

Tasas de incidencia (casos por 100.000 h.). Escala log.

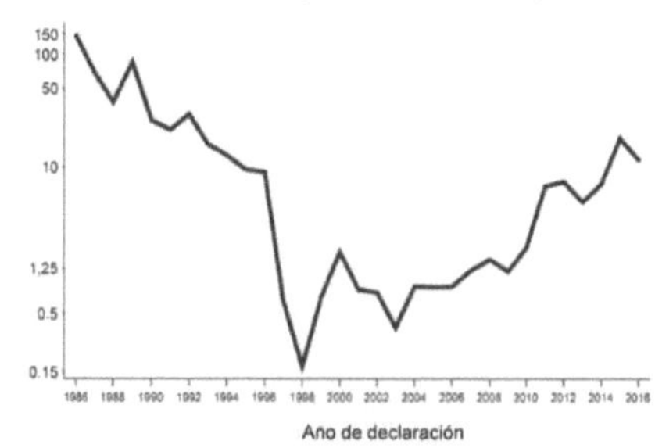

Fuente: Red Nacional de Vigilancia Epidemiológica (RENAVE)

Imagen obtenida en Centro Nacional de Epidemiología. CIBER Epidemiología y Salud Pública (CIBERESP). Instituto de Salud. Carlos III. Resultados de la vigilancia epidemiológica de las enfermedades transmisibles. Informe anual 2016. Madrid, 2018. Pág:52

El 56,2% de los casos fueron mujeres y para todos los grupos de edad la incidencia de tos ferina fue más alta en mujeres que en hombres. La tos ferina afecta sobre todo a los niños, especialmente a los menores de un año (223,64 casos/100.000). En segundo lugar, está el grupo de 5-9 años (53,97 casos por 100.000) seguido del grupo de 1-4 años (49,19 casos por 100.000) y del grupo de 10-14 años (40,26 casos por 100.000)

La tos ferina sigue siendo una enfermedad de la infancia, preocupa, por su gravedad la enfermedad en lactantes que todavía no han recibido la vacuna de tos ferina. La vacunación de la embarazada con vacuna dTpa en el tercer trimestre de gestación se ha mostrado capaz de reducir la enfermedad en los primeros meses de vida.[54]

3.2.2 Vacunación frente a hepatitis B

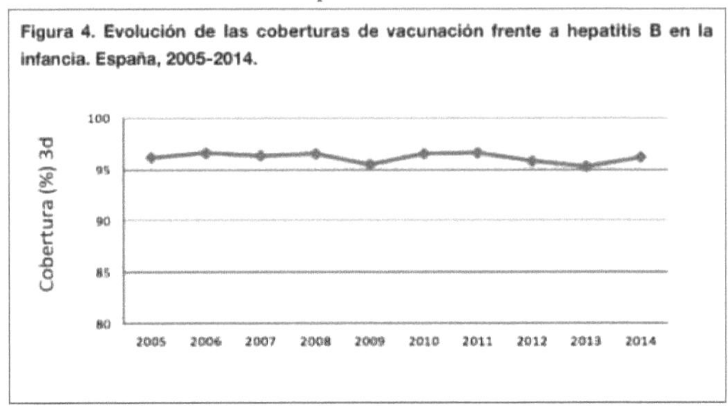

Figura 4. Evolución de las coberturas de vacunación frente a hepatitis B en la infancia. España, 2005-2014.

Imagen obtenida a través del documento Ponencia de Programas y Registro de Vacunaciones. Revisión del Calendario de Vacunación. Comisión de Salud Pública del Consejo Interterritorial del Sistema Nacional de Salud. Ministerio de Sanidad, Servicios Sociales e Igualdad, 2016. Página 25.

Desde que se incorporó al calendario podemos ver tasas superiores al 95%.

En el año 2016 se notificaron 530 casos de hepatitis B, de los cuales más del 75% se produjo en hombres y en un 23 % en mujeres. Solo 4 casos constan vacunación previa. Es curioso que la incidencia se inicia en la franja de los 10-14 años, aumentando de forma importante entre los 15-65 años, que todavía en esa franja la vacuna no era obligatoria.

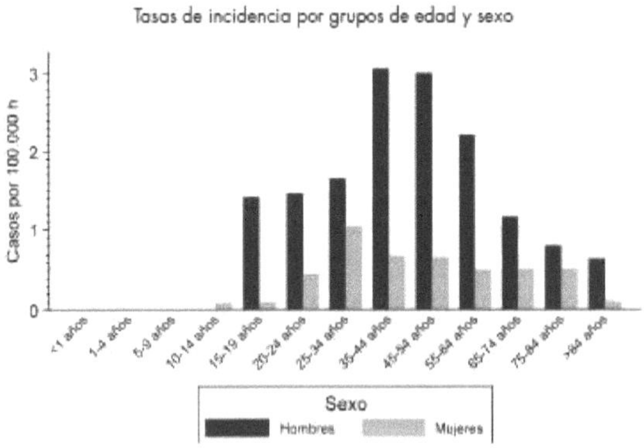

Fuente: Red Nacional de Vigilancia Epidemiológica (RENAVE)

Imagen obtenida de Centro Nacional de Epidemiología. CIBER Epidemiología y Salud Pública (CIBERESP). Instituto de Salud. Carlos III. Resultados de la vigilancia epidemiológica de las enfermedades transmisibles. Informe anual 2016. Madrid, 2018. Página 101,

3.2.3 Vacunación frente a enfermedad meningocócica invasora por serogrupo C con vacuna conjugada (MenCC)

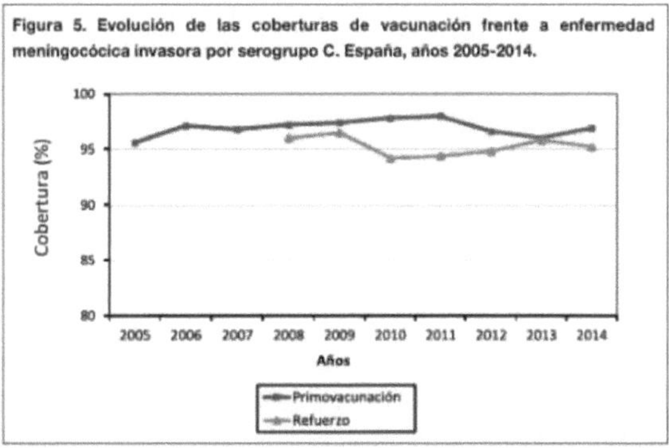

Figura 5. Evolución de las coberturas de vacunación frente a enfermedad meningocócica invasora por serogrupo C. España, años 2005-2014.

Imagen obtenida a través del documento Ponencia de Programas y Registro de Vacunaciones. Revisión del Calendario de Vacunación. Comisión de Salud Pública del Consejo Interterritorial del Sistema Nacional de Salud. Ministerio de Sanidad, Servicios Sociales e Igualdad, 2016. Página 27

Desde que se incorporó la vacuna las tasas han estado cercanas o superiores al 95%.

Sin embargo, en España en el periodo de 2015-2016 se notificaron 314 casos de los cuales se confirmaron 268 casos. De estos 155 fueron causados por el serogrupo B y 21 por el serogrupo C. El resto de casos fueron por cepas menos frecuentes ((22 por serogrupo W, 14 casos por serogrupo Y, 1 por serogrupo X y 7 declarados como otros serogrupos sin especificar). Ninguno de estos casos fue declarado como importado. La mayor incidencia ocurrió en los menores de un año y entre 1-4 años de edad. Los casos producidos por serogrupo B y C se han mantenido alrededor de las cifras mínimas alcanzadas en los últimos tres años. En el momento actual el serogrupo B es la principal causa de enfermedad meningocócica en todas las CCAA. Sin embargo, se observa una tendencia creciente en la incidencia de enfermedad meningocócica producida por los serogrupos más infrecuentes.

3.2.4 Vacunación frente a sarampión, rubeola y parotiditis

- Parotiditis: La parotiditis es una enfermedad epidémica que se presenta en ondas cíclicas cada 4-5 años. La introducción de la vacuna triple vírica en el calendario de vacunación infantil a principio de los años ochenta redujo drásticamente la incidencia de la enfermedad.

Figura 1. Vigilancia de Parotiditis, 1986-2016
Tasas de incidencia (casos por 100.000 h)
Casos por 100.000 h
1000
100
10
1
1986
1991
1996
2001
2006
2011
2016
Año de declaración
Fuente: Red Nacional de Vigilancia Epidemiológica (RENAVE)

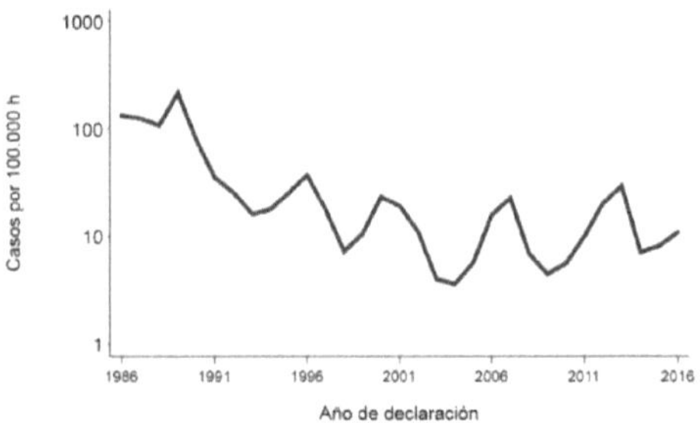

Imagen obtenida en Centro Nacional de Epidemiología. CIBER Epidemiología y Salud Pública (CIBERESP). Instituto de Salud. Carlos III. Resultados de la vigilancia epidemiológica de las enfermedades transmisibles. Informe anual 2016. Madrid, 2018. Pág.: 44

La parotiditis fue más frecuente entre hombres que entre mujeres; en 2016 el 55,5% de las parotiditis se produjeron en hombres. Esta diferencia es más acentuada en los menores de 1 año (4,8 casos por 100.000 hab. en niños y 1,5 casos por 100.000 hab. en niñas) y 1-4 años (40,7 casos por 100.000 hab. en niños y 28,4 casos por 100.000 hab. en niñas).

La efectividad vacunal del componente parotiditis de la vacuna triple vírica es menor que la efectividad de los componentes frente a sarampión y rubéola. Por ello, las altas coberturas de vacunación no impiden la circulación del virus en la población ni la aparición de casos, aunque sí reducen la gravedad y las complicaciones clínicas asociadas a la infección por el virus de la parotiditis.

- Sarampión: En el año 2001 España se sumó al objetivo europeo de eliminación del sarampión y se estableció el Plan de Eliminación del Sarampión en todo el territorio nacional.

Figura 1. Vigilancia de Sarampión, 1986-2016

Tasas de incidencia (casos por 100.000 h.). Escala log.

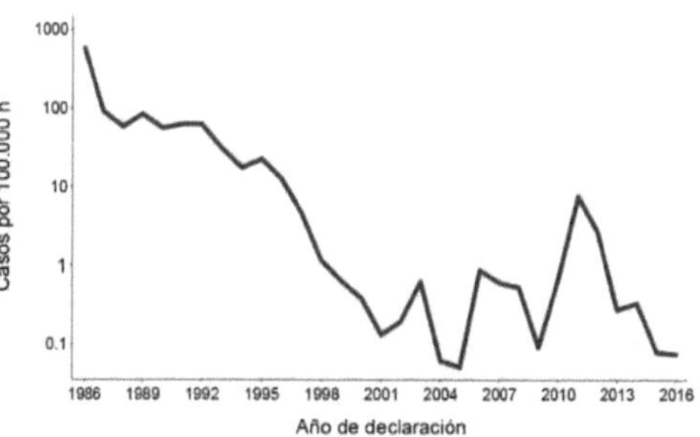

Fuente: Plan nacional de eliminación de Sarampión y Rubéola

Imagen obtenida en Centro Nacional de Epidemiología. CIBER Epidemiología y Salud Pública (CIBERESP). Instituto de Salud. Carlos III. Resultados de la vigilancia epidemiológica de las enfermedades transmisibles. Informe anual 2016. Madrid, 2018. Pág.: 48

En 2016, 35 casos confirmados de sarampión, 23 (65,7%) se produjeron en el contexto de brote. En dos brotes el origen fue importado (Reino Unido e Italia) y en los restantes el origen fue relacionado con la importación porque el primer caso se infectó en España, pero con un virus importado. En los tres brotes estuvo implicado el ámbito hospitalario, aunque la difusión también fue familiar y comunitaria. Uno de los brotes tuvo lugar en una familia que no había vacunado a los niños (3 y 7 años).

En 2017 la OMS declaró a España "libre de sarampión endémico". En adelante el reto es preservar íntegra la inmunidad de la población frente al sarampión, manteniendo coberturas de vacunación >95% con dos dosis de vacuna triple vírica en la infancia.

- <u>Rubeola:</u> Gracias a las altas coberturas de vacunación alcanzadas con la vacuna triple vírica, en España la incidencia de rubéola se mantiene en los niveles de eliminación. Desde el año 2009 la incidencia anual de rubéola ha sido inferior a 1 caso por millón de habitantes, salvo un pequeño brote notificado en 2012 (incidencia 1,4 casos por millón); en 2016 se han notificado 2 casos de rubéola.

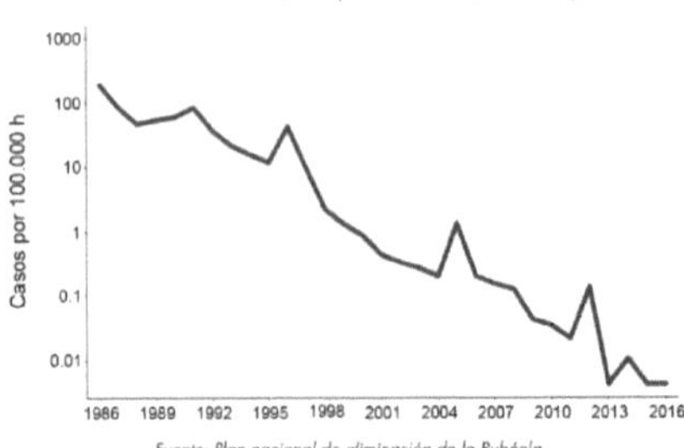

Imagen obtenida en Centro Nacional de Epidemiología. CIBER Epidemiología y Salud Pública (CIBERESP). Instituto de Salud. Carlos III. Resultados de la vigilancia epidemiológica de las enfermedades transmisibles. Informe anual 2016. Madrid, 2018. Pág.: 46

Del total de sospechas notificadas, se confirmaron dos casos por laboratorio, ambos en la Comunidad de Madrid. Ambos casos eran adultos sin vacunar.

En el año 2016 no se declaró ningún caso de Síndrome de Rubéola Congénita.

Los últimos casos de Síndrome de Rubéola Congénita notificados en España fueron hijos de mujeres inmigrantes residentes en España no vacunadas que se infectaron en un viaje a su país de origen.

3.2.5 Vacunación frente al *Streptococcus Pneumoniae:*

En 2016 se declararon al Servicio Informático Microbiológico (SIM) 1.283 muestras de casos de enfermedad invasora por Streptococcus pneumoniae (ENI) procedentes de 46 laboratorios de 10 Comunidades Autónomas (CCAA).

Figura 1. Vigilancia de Enfermedad Neumocócica Invasora, 2010-2016

Casos notificados por año

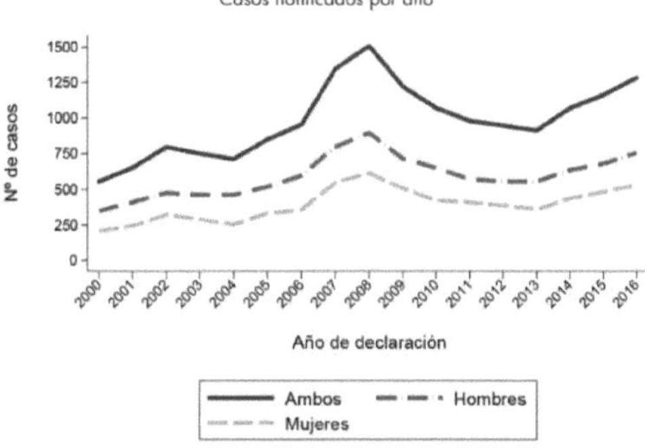

Fuente: Red Nacional de Vigilancia Epidemiológica (RENAVE)

Imagen obtenida en Centro Nacional de Epidemiología. CIBER Epidemiología y Salud Pública (CIBERESP). Instituto de Salud. Carlos III. Resultados de la vigilancia epidemiológica de las enfermedades transmisibles. Informe anual 2016. Madrid, 2018. Pág.: 40

La incidencia por grupos de edad presentó una distribución bimodal, con un pico en los niños menores de 5 años, especialmente en menores de 1 año (tasa de 15,4 casos por 100.000) y otro en adultos a partir de los 65 años (tasa de 17,7 casos por 100.000), alcanzando el máximo valor entre los mayores de 84 años.

Se conoce el serotipo de 1.138 casos (41,2% de todas las ENI declaradas a la RENAVE). Se notificaron 52 serotipos diferentes. Los serotipos notificados con más frecuencia fueron: el 8 (15,1%), el 3 (14,32%), el 9N (5,6%), el 19A (5,5%) y el 22F (5,2%).

3.2.6 Vacunación frente Haemophilus Influenzae B

En el año 2016 se notificaron al Sistema de Información Microbiológica (SIM) 128 casos de enfermedad invasora por H. influenzae procedentes de 35 laboratorios localizados en 8 comunidades autónomas.

Figura 1. Vigilancia de Enfermedad invasiva por H. influenzae, 2000-2016

Casos notificados por año

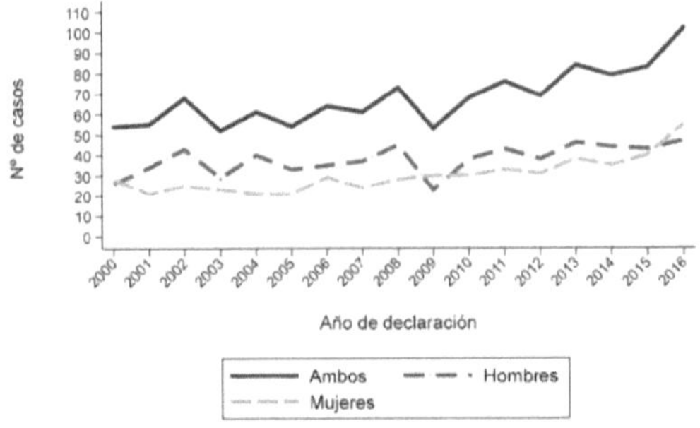

Fuente: Red Nacional de Vigilancia Epidemiológica (RENAVE)

Imagen obtenida en Centro Nacional de Epidemiología. CIBER Epidemiología y Salud Pública (CIBERESP). Instituto de Salud. Carlos III. Resultados de la vigilancia epidemiológica de las enfermedades transmisibles. Informe anual 2016. Madrid, 2018. Pág.: 42

De los 238 casos notificados, el 49,4% fueron hombres y 50,6% mujeres. La incidencia por grupos de edad presentó una distribución bimodal, con un pico en los niños menores de 5 años especialmente en menores de 1 año (tasa de 2,9 casos por 100.000) y otro en adultos a partir de los 65 años (tasa de 1,9 casos por 100.000), alcanzando el máximo valor entre los mayores de 84 años

Se tiene información acerca del serotipo en 31 casos, 2 de los cuales corresponden a H. influenzae serotipo b, todos ellos en mayores de 65 años.

Tras la incorporación en el calendario vacunal contra el Haemophilus influenzae ha cambiado de afectar, fundamentalmente a niños y estar causada por el serotipo b, a ser una entidad cada vez más frecuente en adultos y producida por cepas no tipables.

3.2.7 Vacunación frente a la varicela:

Figura 1. Vigilancia de Varicela, 2000-2016

Tasas de incidencia (casos por 100.000 h.)

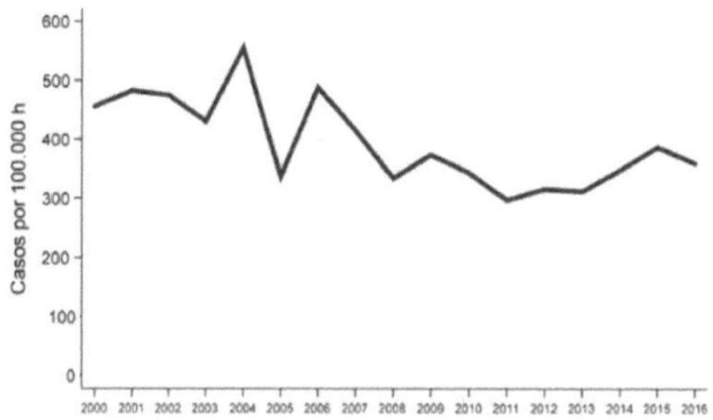

Año de declaración

La tendencia se ha corregido excluyendo los casos y la población de Andalucía entre los años 2006-2009 debido a cambios en su sistema de notificación de varicela

Fuente: Red Nacional de Vigilancia Epidemiológica (RENAVE)

Imagen obtenida en Centro Nacional de Epidemiología. CIBER Epidemiología y Salud Pública (CIBERESP). Instituto de Salud. Carlos III. Resultados de la vigilancia epidemiológica de las enfermedades transmisibles. Informe anual 2016. Madrid, 2018. Pág:56

En el año 2016 se notificó información individualizada sobre edad y sexo en 67.456 casos de varicela (40,4% del total de casos). El 51,7% de los casos fueron hombres. La varicela afectó sobre todo a menores de 15 años (90,3% de los casos): el 53,5% tenía menos de 5 años y el 36,7% entre 5 y 14 años. El resto de casos (9,7%) tenían 15 o más años, la mayoría acumulados en los grupos de edad de 25 a 44 años (6,1% del total de casos).

En 2016 se acordó la vacunación universal de varicela en la infancia con la administración de dos dosis, la primera a los 15 meses de edad y la segunda a los 3-4 años. La varicela mantiene una tendencia general decreciente, con ondas cíclicas cada 2-3 años.

3.3 VACUNACIÓN DE MENINGITIS, QUÉ SEROTIPOS SE HA DEMOSTRADO QUE CONVIENE VACUNAR Y RAZONES PARA INCLUIR/NO INCLUIR EN EL CALENDARIO VACUNAL: [10,55]

3.3.1 Vacuna frente a los genotipos W e Y

En la actualidad, tras la buena cobertura vacunal contra el meningococo C, se ha visto un aumento en la incidencia de la enfermedad meningocócica invasiva, por genogrupos que antes eran muy poco frecuentes (W e Y), en varios tramos de edad, de tal forma que la sociedad de pediatría actualizó sus recomendaciones en 2019, para que se vacunase de forma sistemática con la vacuna tetravalente Men ACWY a los 12 meses y a los 12-14 años con un rescate progresivo hasta los 19 años.

Se mantendría la vacunación con MenC en los 4 meses hasta que Men ACWY pueda ser administrada a esa edad.

Así se opta por la vacunación más completa existente en Europa frente a esta enfermedad, aunque se sabe que el rescate en la adolescencia puede ser difícil.

A su vez se mantiene la recomendación de esta vacuna en mayores de 6 semanas de edad, que vayan a viajar a países de riesgo, Además hay que tener en cuenta los factores de riesgo aumentado para sufrir una enfermedad meningocócica invasiva:

- Asplenia funcional o anatómica
- Alteración en la inmunidad del complemento
- Tratamiento con eculizumab
- Haber pasado una EMI previamente
- Contactos con caso índice de EMI por serogrupo A W e Y en un brote epidémico.

El 25 de febrero de 2019, el Comité de Medicamentos de Uso Humano (Committee for Medicinal Products for Human Use, CHMP) de la Agencia Europea de Medicamentos (EMA) autorizó un cambio en la posología de la vacuna MenACWY conjugada con toxoide tetánico (MenACWY-TT, Nimenrix).

Con esta nueva pauta de vacunación, se propone el uso de una sola dosis en primovacunación durante el primer año de vida siempre que esta se utilice a partir de los 6 meses de vida. Esta modificación se basa en los resultados de un estudio que demuestra que la inmunogenicidad conseguida un mes después con esta pauta de primovacunación es similar a la obtenida con 3 dosis (2-4-6 meses).

El Reino Unido, Holanda, Austria, Italia, la República Checa, Grecia, los Estados Unidos, Australia, Chile, Argentina y Arabia Saudí han incorporado una o dos dosis, a los 12-15 meses y a los 10-15 años, y en algunos países se realiza un rescate hasta los 18-25 años. En los Estados Unidos, se administran las dos dosis en la adolescencia, en Argentina se sigue una pauta 2+1 en el primer año de vida, y en Arabia Saudí, se vacuna a los 9 y 12 meses.[56-57]

Recomendación del CAV-AEP

A la vista de esta modificación de la ficha técnica de Nimenrix, se abren nuevas opciones de protección frente a los meningococos A, C, W e Y, que los pediatras pueden informar a las familias con hijos menores de 1 año para aumentar la protección individual, pero que fundamentalmente deben entenderse como una posibilidad de cambio de cara a las próximas recomendaciones de 2020.[58]

3.3.2 Vacuna frente a la meningitis genotipo B

En cuanto al genogrupo B es uno de los más frecuentes, en el año 2017-2018 representó alrededor del 40% de los casos, frente al 36% debidos a los serogrupos W, C e Y.

La enfermedad por el grupo B se da sobre todo en niños menores de 5 años y sobre todo predomina en lactantes menores de 12 meses.

En la actualidad se han desarrollado dos vacunas frente al meningococo B, disponibles en España:

- Vacuna bicomponente MenB-fHbp (Trumenba): Una vacuna bicomponente, constituida por variantes lipiadas, de la proteína subcapsular fHbp, que es capaz de generar respuesta de actividad bactericida en humanos. Aprobada por la Agencia Europea del medicamento en 2017. Está aprobado en personas de 10 a 25 años con dos pautas de dosis diferentes se puede dar en 2 dosis (0 y 6 meses) o en tres dosis (0,2 y 6 meses).
- Vacuna multicomponente 4CMenB (Bexero): Una vacuna constituida por 3 proteínas subcapsulares (fHbo, NadA, NHBA) unidas a una vesícula de membrana externa (PorA P1.4). Autorizada por la Agencia Europea del Medicamento en 2013 para la prevención de la enfermedad meningocócica invasiva a partir de los 2 meses de vida. Esta vacuna considerando los datos epidemiológicos que tenemos en la actualidad, debería incluirse en el calendario a los 3 meses siguiendo una pauta 2+1 (a los 3, 5 y 12-15 meses de vida) que es la más costo efectiva. [59-60]

Se declina por esta última vacuna en la inclusión en el calendario vacunal por la epidemiología la carga y gravedad de la enfermedad y por las características de la vacuna que se ve corroborado por los resultados de la inclusión de esta vacuna en el Reino Unido, donde tras 3 años del inicio la pauta 2+1 tuvo una efectividad del 70% frente a todas las cepas del neumococo. Y se consiguió una reducción del 60% del número de casos en la población diana. Además de que la enfermedad fue menos grave en los niños vacunados.[61-64]

Desde el año 2016 el comité asesor de vacunas de la asociación de pediatría la incluye en el calendario y la recomienda de forma sistemática en los menores de 5 años, en especial los menores de 2 años.[65]

Aún quedan aspectos que considerar para incluir esta vacuna en el calendario por parte de las autoridades sanitarias.

Cosas que considerar con estas vacunas es que es poco probable que generen inmunidad de grupo ya que no se ha visto ningún efecto en los portadores nasofaríngeos.[66]

La implementación de estas vacunas en los programas públicos de vacunación requiere, además, una valoración muy cuidadosa de todos los costes, directos e indirectos, y de la repercusión social de la enfermedad. El carácter impredecible y la evolución devastadora de muchas formas clínicas de la infección meningocócica deben tenerse muy en cuenta en el momento de hacer recomendaciones y de tomar decisiones, tanto por las sociedades científicas como por las autoridades sanitarias.

Las estrategias preventivas de la enfermedad meningocócica son cambiantes, de acuerdo con la situación epidemiológica y las características de las vacunas disponibles. Los programas vacunales deben modificarse a la luz de los resultados de efectividad que se vayan produciendo y de los nuevos conocimientos acerca de la protección vacunal y la duración de los anticuerpos.

En España el Ministerio de Sanidad en 2014 estableció las indicaciones de financiación de las vacunas: [67]

- Personas con deficiencia de properdina o de factores terminales del complemento
- Personas con disfunción grave esplénica o asplenia
- Personas que hayan tenido un episodio de EMI previo.
- Personal del laboratorio que pueda estar en contacto con N. Meningitidis.

3.4 VIRUS DEL PAPILOMA HUMANO, PROS Y CONTRAS DE LA VACUNACIÓN EN NIÑOS: [21, 46, 68-72]

La prevalencia global de infección por el virus del papiloma humano (VPH en España en el grupo de edad de 18-65 años es de un 14,3%, ascendiendo a medida que desciende la edad de manera que entre los 18 a 25 años es del 29%.

Las vacunas actualmente disponibles pueden proporcionar en España una protección aproximada de alrededor del 80% frente a cánceres invasores de cuello uterino producidas de las que un 72,4% corresponderían a las causadas por los genotipos 16 y 18 y el resto a las causadas por tipos no incluidos en las vacunas, pero frente a los cuales proporcionan cierto grado de protección cruzada.

En el momento actual tenemos tres tipos de vacunas profilácticas frente al VPH en España: la vacuna bivalente Cervarix (vacuna VPH-2), la vacuna tetravalente Gardasil (vacuna VPH-4) y la vacuna nonavalente Gardasil 9 (vacuna VPH-9).

- **Cervarix:** es una vacuna recombinante no infecciosa adyuvada a partir de la proteína de la cápside L1, en forma de partir de partículas similares al virus (VLPs) de los tipos oncogénicos de alto riesgo VPH 16 y VPH 18.
- **Gardasil**: contiene VLPs de los genotipos de alto riesgo oncogénico VPH 16 y VPH 18 y de los de bajo riesgo oncogénico VPH 6 y VPH 11.
- **Gardasil 9**: contiene VLPs de los genotipos de alto riesgo oncogénico VPH 16, VPH 18, VPH 31, VPH 33, VPH 45, VPH 52, VPH 58 y de los de bajo riesgo oncogénico VPH 6 y VPH 11.

Sin embargo, aunque la vacuna está financiada para las mujeres se ha visto que la carga de la enfermedad relacionada con el VPH en varones juega un importante papel a la hora de transmitir la enfermedad y de la progresión de esta.
Primero, el principal transmisor del virus a las mujeres es el hombre, que además tiene una alta prevalencia del virus de hasta el 65% en hombres de entre 18-70 años. En España la prevalencia está en torno al 35%.
Segundo. el VPH es el responsable de una importante parte de cierta patología oncológica propia del varón cáncer de pene o de ambos sexos, como el cáncer de ano y del área ORL, si bien para estos últimos es más frecuente en el sexo masculino.
El 84 % de los casos del cáncer de ano y sus lesiones precancerosas, y el 47 % del cáncer de pene, está relacionado con la infección por VPH, siendo los tipos 16 y 18 los responsables en más del 95 % de los casos causados por este virus.
En cuanto al cáncer del área ORL (boca, orofaringe, laringe), parece que el virus podría tener un papel cada vez más prevalente, mayor incluso que el 20-30 % que se estimaba hasta hace poco.

En Australia, tras la implementación de la vacuna en las mujeres jóvenes con una cobertura alrededor del 70% con 3 dosis, se ha visto una disminución de la patología no oncológica relacionada con el virus (Verrugas anales) en varones menores de 30 años, en el año 2011, confirmando así el efecto rebaño que se sospechaba. Pero pese a este cambio en la incidencia de enfermedad en Australia, no se ha observado lo mismo en otros países, en Europa no ha cambiado esta incidencia. La hipótesis principal para intentar explicar estas diferencias de incidencia, lo relacionan con la movilidad de la población, que en Australia es menor, y en Europa mayor, por lo que el contacto con personas no vacunadas es mayor, y el virus se sigue transmitiendo, pese a las campañas de vacunación.

Dentro de las diferentes vacunas disponibles, la que ha sido evaluada mediante ensayos con hombres es la VPH4. Con una eficacia del 90% para evitar las verrugas genitales en varones, y lesiones precancerosas y cancerosas anales. Sin embargo, no hay información de lo que ocurre con esta vacuna en cuanto a la prevención de patología oncológica de cabeza y cuello.

La vacuna VPH 2 tan sólo tiene un estudio con 181 varones, con una respuesta inmunitaria dentro de la normalidad y similar a la dada con las mujeres. No tiene estudios para valorar la eficacia frente a lesiones anales premalignas. Pero ante los buenos resultados de los estudios con niñas de 9-14 años y mujeres de 18-45 años se ha aprobado su uso para varones.

Los países que actualmente vacunan a los varones adolescentes dentro de su calendario vacunal son EEUU; Canadá; Australia; Brasil; Argentina; Austria; Bélgica; Suiza y algunas regiones de Italia.

En EEUU desde 2010 tienen la recomendación de vacunar a todos los varones de 11 a 21 años y otra individualizada en varones de 22 a 26 años en situaciones de riesgo.

En el momento actual hay un intenso debate sobre cómo planear la estrategia para vacunar a los varones. Los primeros análisis refieren que la vacunación en varones podría tener su efectividad en situaciones de cobertura vacunal baja-moderada en niñas adolescentes. Al mismo tiempo, está empezando a debatirse el tema de la equidad entre sexos en cuanto a la prevención de patología oncológica relacionada con este virus, y que a los varones se les niega. En Reino Unido, se está debatiendo este tema, con argumentos a favor en relación a que el cáncer anal y de cabeza y cuello están aumentando su incidencia, y que, de seguir así, podrían superar al cáncer de cérvix en 2020. Además, estos cánceres no tienen cribado.

La sociedad española de pediatría apoya la inclusión de la vacunación sistemática en varones en el calendario vacunal, siendo las recomendadas preferentemente VPH 4 y VPH9 por las siguientes razones

1. Importante porcentaje de enfermedades relacionadas con el VPH en el varón, de las cuales ⅓ de patología oncológica del varón se ve relacionada con este virus.
2. El aumento progresivo de la incidencia del cáncer de cuello y cáncer anal sobre todo en el varón. El cáncer de cabeza y cuello es mucho más frecuente en el varón. El cáncer anal es tan frecuente en el varón como en la mujer.
3. Con los avances en la investigación cada vez más se relaciona el VPH con los cánceres de cabeza y cuello, y se estima que la implicación sobrepasa el 20-30% estimado clásicamente.
4. No hay screening de cáncer relacionado con el VPH en el varón, a diferencia de lo que ocurre en el cáncer de cérvix en la mujer.
5. La enfermedad no oncológica (Verrugas anales) se pueden prevenir con la vacuna, y se dan en un 50% en los varones.
6. La vacunación sistemática frente al VPH solo de las chicas genera una inmunidad de grupo parcial en los chicos, debido a varias razones:
    a. Existe un promedio de un 20-25·% de chicas no vacunadas en nuestro medio y que son potenciales transmisores del VPH a los chicos heterosexuales.
    b. Hay países que no tienen incluida la vacunación frente al VPH en las chicas. Dada la alta movilidad e interacción intersexual de los jóvenes actualmente, es muy probable el contacto con chicas extranjeras no vacunadas.
    c. El efecto de inmunidad de grupo observado en algunos países (como Australia) no se ha podido observar en países europeos que han estudiado este efecto. Se especula que la alta movilidad de los jóvenes en Europa dificulta o imposibilita este beneficio potencial.

d. Los varones homosexuales no pueden beneficiarse de la inmunidad de grupo que se puede generar vacunando solo a las chicas.

7. Protección de rebaño tanto en hombres como en mujeres.
8. Al vacunar a toda la población podremos erradicar la infección del VPH, o por lo menos los genotipos más onco favorecedores.
9. Las 3 vacunas del VPH están disponibles también para el varón.
10. Es ético incluir al varón en la vacunación puesto que favorecen la transmisión del virus, y no es la responsabilidad de la mujer única de protegerse.

La vacunación ejerce una protección total que se situaría entorno al 80% (protección del 72,4% debido a VPH 16 y VPH 18, y el resto correspondiendo a la protección cruzada de los VPH oncogénicos adicionales no incluidos en las vacunas).

En general, ambas vacunas, consiguen excelentes respuestas inmunes tras la pauta de vacunación con 3 dosis. La respuesta medida en ambas vacunas tiene una relación inversa con la edad, observándose mayores títulos de anticuerpos y seroconversión a menor edad. A continuación, se revisan las características específicas de cada una de ellas.

3.4.1 EFECTOS ADVERSOS

Las vacunas comercializadas, han demostrado ser seguras, tanto en los ensayos clínicos como en el seguimiento tras la comercialización con más de 300 millones de dosis administradas en el mundo, con un balance beneficio riesgo favorable.

Este es uno de los motivos por lo que las instituciones sanitarias la siguen recomendando.

Los datos obtenidos de los diferentes ensayos clínicos indican que son seguras tanto en hombres como en mujeres. En un estudio en el periodo postcomercialización en EEUU realizado entre 2006-2013 de revisión publicado por los Centers for Disease Control and Prevention (CDC), confirma la seguridad de VPH4.

En 2017 la OMS, confirma la seguridad de la vacuna y describe que los efectos secundarios más frecuentes son la reacción local postvacunal y las mialgias generalizadas, descartando relación con el síndrome de Guillain-Barré, la taquicardia paroxística, tromboembolismo venoso, fallo ovárico precoz y el dolor crónico.

Hay datos de algunas reacciones alérgicas en pacientes sensibilizadas a algún componente de la vacuna, y también se han comunicado un incremento de pérdida de conciencia de segundos de duración de características vagales tras la administración de las vacunas en adolescentes y jóvenes.

Por último, concluir las recomendaciones de la vacunación en varones serían entre los 9-26 años de edad, con las siguientes vacunas:

- Gardasil la prevención de verrugas genitales una vez visto el caso de forma individualizada (calidad de la evidencia B, recomendación débil a favor).
- Gardasil para la prevención de neoplasia anal (calidad de la evidencia D, recomendación débil a favor).

3.5 EFECTO DE LAS CORRIENTES ANTIVACUNAS EN LA VACUNACIÓN:[75-82]

Los antivacunas, son aquellas personas que rechazan bien de forma temporal o permanente la administración de 1 o varias vacunas a ellos mismos o sus hijos.

Es importante saber que a la hora de declararse antivacunas no es algo homogéneo, sino que el movimiento tiene un espectro desde posturas más radicales a otras más parciales que se oponen a alguna vacuna o componente.

3.5.1 Los argumentos para rechazar la vacunación son de diferente índole, iremos definiendo uno a uno:

a) Creencias religiosas: Ruptura del equilibrio natural divino, pueden llevar componentes prohibidos para algunas religiones (ej. Polio que proviene del cerdo para los musulmanes) o pueden provocar esterilidad en niños.

b) Motivos ideológicos o de conciencia:
   i) Creencias sobre los intereses de las farmacéuticas y gestores, en los que el objetivo según esta creencia es conseguir una mayor ganancia económica.
   ii) Estilos de vida naturistas: preferencia de medicina alternativa frente a la occidental basada en estudios científicos.
   iii) La obligatoriedad: al no ser obligatorio cada individuo es capaz de tomar sus propias decisiones y así no se vulnera el derecho de autonomía del paciente.

c) Dudas sobre la eficacia de las vacunas:
   i) Algunas corrientes sostienen que la disminución de la incidencia de algunas enfermedades no se debe al efecto de la vacunación sino a la mejora en las medidas higiénico dietéticas ocurridas.
   ii) Dudas sobre la efectividad de las vacunas a largo plazo, que defienden que dejan de funcionar como deberían, de tal forma que la mejor forma de mejorar el sistema inmune es pasar la enfermedad.

d) Riesgos y consecuencias de la vacunación:

i) Temor a los efectos secundarios de las vacunas es mayor al miedo de pasar la enfermedad, y se centran en la toxicidad de las vacunas y sus coadyuvantes.
ii) Miedo a que los efectos secundarios dejen secuelas permanentes en el tiempo.
iii) Falta de información sobre posibles efectos secundarios y utilidades de la vacunación en los padres.

e) El aumento de las vacunas en el calendario vacunal con el aumento relativo de coadyuvantes peligrosos:
i) No consideran saludable que cada vez haya más vacunas en el mismo periodo de tiempo sumando dosis de vacuna de cada enfermedad más dosis de recuerdo.
ii) El uso de coadyuvantes en los preparados vacunales para mejorar la respuesta inmune.
iii) El hecho de que cada vez las vacunas se van extendiendo a más grupos de riesgo, como las mujeres embarazadas, personal del ejército, adultos de más de 80 años, plantean hasta cuando se van a usar las vacunas y si se van a implantar en la vida adulta.

f) Argumentos más preocupantes (desde el punto de vista de los sanitarios):
i) Se niegue la disminución de la incidencia de las enfermedades tras las vacunaciones.
ii) Que argumentan que hay personas que pese a estar vacunadas han pasado la enfermedad.
iii) La coincidencia del diagnóstico de enfermedades y alteraciones graves en niños vacunados con la vacunación.

3.5.2 Factores que hacen que los grupos antivacunas se estén desarrollando en España:

a) Olvido social de la enfermedad:
i) Atenuación de la percepción del riesgo: desaparece el miedo a padecer la enfermedad y se incrementa el miedo a los efectos secundarios.
ii) Disminución del riesgo de padecer la enfermedad.

b) Confianza en la inmunidad colectiva:
i) Deciden no vacunar pensando que como el resto de las personas sí están vacunados la incidencia del a enfermedad es muy pequeña y es difícil el contagio.

c) Nuevas vacunas, nuevos efectos adversos:
i) Al iniciar una nueva vacuna e incorporarla en el calendario, al haber más personas vacunándose la declaración de efectos adversos notificados aumenta (efecto Weber) lo que hace que aumente la incertidumbre sobre la seguridad de la vacuna recién incorporada.

d) Falta de confianza en las instituciones:

i) La falta de confianza en las personas que están a cargo de las instituciones que rigen los cambio en la sanidad, hace que las personas sean escépticas con las decisiones tomadas.

e) Internet, medios de comunicación, libros.

3.5.3 Efectos de los movimientos antivacunas: [76]

El rechazo de la vacunación ha generado algunos casos que han ocasionado mucha repercusión mediática, el primero el brote de sarampión ocurrido en 2010 en Albaicín (Granada), que afectó a unas 300 personas, donde en el barrio que ocurrió había una tasa de vacunación menos al 60%. El segundo caso ocurrió en Olot (Girona) en un menor de 6 años que se contagió de difteria y murió, los padres seguían una corriente naturalista y decidieron no vacunar.

En España las corrientes anti vacunas no tienen mucha penetrancia puesto que en los datos recogidos por el ministerio se ve una buena cobertura vacunal, pero en otros países sí que las tasas de vacunación se ven bastantes reducidas por este movimiento.

3.5.4 Dilemas éticos:

1) Derecho de los padres de crianza vs derecho de protección de la salud. Salvo que haya un riesgo de salud pública (Ej. Brote de sarampión de Granada) y un juez lo ordene, prevalece la decisión de los padres.
2) Cuando los niños sufren las consecuencias de las decisiones de los padres
3) Cuando los padres no vacunan aprovechándose de la inmunidad de grupo, en este caso los autores se preguntan qué es lo que ocurriría si todos los padres hicieran lo mismo.

En España las vacunas no son obligatorias son recomendadas y con la autorización verbal de los padres es suficiente para vacunas a los hijos.

3.5.5 ¿Qué pueden hacer los profesionales en la salud ante estos movimientos?[83-85]

Primero entender que los padres puedan tener dudas o incluso rechazar la vacunación y que estos movimientos van a ir en aumento los próximos años. Las medias que se pueden hacer son las siguientes:

a) Información: aclarar que las vacunas previenen enfermedades, que, aunque ahora no son frecuentes, previamente eran potencialmente graves, hablar de los posibles efectos adversos de las vacunas y ofrecerle sitios de información verídica donde ellos si lo desean puedan buscar más información si así lo necesitan.
b) Desmentir los mitos sobre los efectos adversos e informar de cuando consultar si aparece alguno potencialmente grave.
c) Recuperar la confianza en el sistema.

d) Mantener una relación de confianza del profesional sanitario con la familia del menor para crear un entorno de confianza y poder preguntar y cuestionar sus dudas sobre la vacunación.
e) Disminuir el estrés y el miedo previo a la vacunación mediante técnicas como amamantar, poner anestesia tópica …

4. CONCLUSIONES.

La incorporación de la vacunación sistemática en España es un tema que, pese a tener una trayectoria larga, supuso en su momento un éxito para el control de enfermedades tan graves como la poliomielitis, que con la alta tasa de cobertura vacunal se puede considerar erradicada en España. Sin embargo, en estos momentos hay mucha expectación ante los nuevos retos que están surgiendo en la vacunación, se está generando mucho debate sobre la incorporación de ciertas vacunas o no, y las corrientes antivacunas.

La historia del calendario vacunal empezó con mucha incertidumbre vacunado a la gente más desamparada, para ir poco a poco abriéndose camino para llegar a todo el mundo, y es ahora en países como Estados Unidos donde las corrientes antivacunas, de las que son la clase alta, en donde predomina, hace que enfermedades que podrían ser erradicadas tengan brotes.

En España el calendario vacunal es muy completo y consigue una cobertura vacunal de más del 95% en la mayoría de vacunas., aunque luego en las vacunaciones de recuerdo en la adolescencia se pierden. Pese a tener tan buena aceptación en la población general, en las asociaciones de pediatra en España, solicitan que vacunas tan importantes como la de las meningitis y papiloma humano se incluyan en el calendario.

Además, la incorporación de las vacunas en los diferentes calendarios vacunales en España no es homogénea, sino que en algunas comunidades se incluyen más vacunas (por ejemplo, en Melilla se incluye la vacuna frente al meningococo B y frente al meningococo W e Y) y en otras sólo las mínimas establecidas por el *Ministerio De Salud, Consumo y Bienestar Social* (por ejemplo, el calendario de la Región de Murcia). Esto genera desigualdad dentro del mismo país, y que en algunos casos padres que quisieran vacunas a sus hijos frente a estas enfermedades no lo hagan porque no están financiadas.

En el momento actual está habiendo un brote de sarampión a nivel mundial, y en Europa, según refieren las noticias por la mala cobertura vacunal, sin embargo, parece que en España no va afectar. [86]

Hace unos meses hubo un brote de parotiditis en universitarios por vacuna ineficiente, que, según la bibliografía, hubo un lote que no generó suficiente inmunidad. [87]

Otro de los aspectos que podemos destacar, en lo relacionado a la vacuna frente al papiloma humano en varones, que, habiendo demostrado según la bibliografía revisada en Australia, consiguió tras su vacunación en hombres la reducción en la aparición de verrugas anales y está pendiente de ver si se reducen los cánceres relacionados con este virus, motivo por el cual tiene una recomendación baja para la generalización de la vacuna a los varones.

Por último, con los avances en la adquisición de a información, que no tiene por qué estar contrastada, están aumentando las corrientes antivacunas, y aunque en España todavía no supone un problema a nivel de salud pública, en países como los Estados Unidos, genera un mayor riesgo en la posibilidad de propagación de enfermedades que se consideraban erradicadas.

Es por ello que en la actualidad las vacunaciones suponen un reto para el personal sanitario, que debe de conocer bien todo lo relacionado con estas, conociendo los efectos adversos y las contraindicaciones para poder dar la información necesaria a los padres, y que ellos teniendo toda la información decidan en base a ello.

5. BIBLIOGRAFÍA

1. OMS.Organización Mundial de la Salud. Vacunas. [*Consultado el 5 de Abril*/2019]. Disponible en: https://www.who.int/topics/vaccines/es/
2. Obando Pacheco, Pa. Grupo de Patología Infecciosa de la Asociación Española de Pediatría de Atención primaria. Abril 2018. Guía de vacunación en atención primaria: dudas, mitos y errores. [Disponible en: https://www.aepap.org/grupos/grupo-de-patologia-infecciosa/documentos-del-gpi].
3. Claire-Anne Siegrist. Vaccine Immunology. En: Plotkin's Vaccines. Seventh Edition. Elsevier; 2018. p. 16-34.
4. Vaccine Fact Book 2013 [Internet]. [consultado 5 de Abril de 2019]. Disponible en: http://phrma-docs.phrma.org/sites/default/files/pdf/PhRMA_Vaccine_FactBook_2013.pdf
5. MANUAL DE VACUNAS EN LÍNEA DE LA AEP | Comité Asesor de Vacunas de la AEP [Internet]. [consultado 5 de Abril de 2019]. Disponible en: http://vacunasaep.org/documentos/manual/manual-de-vacunas
6. Comité Asesor de Vacunas (CAV-AEP). Generalidades de las vacunas. Manual de vacunas en línea de la AEP [Internet]. Madrid: AEP; ago/2018. [consultado el 10/04/2019]. Disponible en: http://vacunasaep.org/documentos/manual/cap-1
7. García Sicilia J, Cilleruelo Ortega MJ. Generalidades de las vacunas. En: Comité Asesor de Vacunas de la Asociación Española de Pediatría (CAV-AEP). Vacunas en Pediatría. Manual de la AEP 2012, 5.ª ed. Madrid: Exlibris ediciones SL; 2012. p. 3-15.
8. Kroger AT, Duchin J, Vázquez M. General Best Practice Guidelines for Immunization. Best Practices Guidance of the Advisory Committee on Immunization Practices (ACIP).. https://www.cdc.gov/vaccines/hcp/acip-recs/general-recs/downloads/general-recs.pdf [Consultado el 10/04/2019].
9. Comité Asesor de Vacunas (CAV-AEP). Calendarios de vacunación en España. Manual de vacunas en línea de la AEP [Internet]. Madrid: AEP; ene/2019. [consultado el 10/04/2019]. Disponible en: http://vacunasaep.org/documentos/manual/cap-7
10. Comité Asesor de Vacunas de la Asociación Española de Pediatría. Calendario de Vacunaciones de la Asociación Española de Pediatría. Razones y bases de las recomendaciones 2019. [Internet]. Madrid: AEP;

2019. Disponible en: http://vacunasaep.org/sites/vacunasaep.org/files/calvacaep2019-razones-y...

11. Pachón del Amo I. Historia de los calendarios vacunales en España. Conferencia inaugural de las II Jornadas Científicas sobre Actualización en Vacunas. 2003. Libro de actas 15-21.
12. García Rojas AJ, Ortigosa del Castillo L. Calendarios de vacunación en España. En: Comité Asesor de Vacunas de la Asociación Española de Pediatría (CAV-AEP). Vacunas en Pediatría. Manual de la AEP 2012, 5.a ed. Madrid: Exlibris ediciones SL; 2012. p. 99-109.
13. (Panorama de la Vacunación. Comisión Europea de Salud Pública consultado el 13/04/2019. Disponible en: https://ec.europa.eu/health/vaccination/overview_es)
14. Nota de prensa de la comisión europea. Vacunación: la Comisión pide una mayor cooperación en la UE contra las enfermedades evitables Bruselas, 26 de abril de 2018. Consultado el 13 de Abril de 2019, disponible en http://www.mscbs.gob.es/profesionales/saludPublica/prevPromocion/vacunaciones/docs/Campanas/NotaPrensa_ComisionEuropea.pdf
15. Centro nacional de Vigilancia Epidemiológica. Instituto de Salud Carlos III. Boletín Epidemiológico Semanal en Red. Enfermedad Meningocócica, finalización de la temporada 2017-2018. Semana 41/2018. (Consultado el 18 de Abril de 2019). Disponible en:http://www.isciii.es/ISCIII/es/contenidos/fdservicioscientifico-tecnicos/fdvigilanciasalertas/fd-boletines/fd-boletinepidemiologicosemanal-red/pdf_201 8/IS181016-WEB.pdf
16. Halperin SA, Bettinger JA, Greenwood B, Harrison LH, Jelfs J, Ladhani SN, et al. The changing and dynamic epidemiology of meningococcal disease. Vaccine. 2012;30 (Suppl 2):B26-36.
17. Lucidarme J, Scott KJ, Ure R, Smith A, Lindsay D, Stenmark B, et al. An international invasive meningococcal disease outbreak due to a novel and rapidly expanding serogroup W strain, Scotland and Sweden, July to August 2015. Euro Surveill. 2016;21:pii=30395.l.
18. Calendario oficial de vacunaciones sistemáticas a lo largo de la vida de las personas para la Comunidad de Castilla y León, 2019. [Consultado 19 de Abril de 2019]. Disponible en: http://bocyl.jcyl.es/boletin.do?fechaBoletin=14/12/2018
19. Calendario de vacunación infantil Melilla 2016. [Consultado 19 de Abril 2019]. Disponible en:

http://www.melilla.es/melillaportal/RecursosWeb/DOCUMENTOS/1/5_132 18_1.pdf

20. Centro Nacional de Vigilancia. Epidemiológica. Instituto de Salud Carlos III. Enfermedad meningocócica en España. Análisis de la temporada 2016-2017. RENAVE, Mayo 2018. [Consultado 19 de abril de 2019].

21. Grupo de Trabajo VPH 2012 de la Ponencia de Programa y Registro de Vacunaciones. Revisión del programa de vacunación frente a virus del papiloma humano en España. Comisión de Salud Pública del Consejo Interterritorial del Sistema Nacional de Salud. Ministerio de Sanidad, Servicios Sociales e Igualdad, 2013.

22. P. Simón, J. Júdez. Consentimiento informado. Med Clin (Barc), 117 (2001), pp. 99-106
23. Ley sobre medidas especiales en materia de Salud Pública. LO. N°.3/1986, de 24 de abril. Boletín oficial del Estado n.° 102, (29-4-1986).
24. M. Wolf, L. Sharp, M. Lipsky. Content, and design attributes of antivaccination web sites. JAMA, 287 (2002), pp. 3245-3248
25. G. Poland. Understanding those who do not understand: A brief review of the antivaccine movement. Vaccine, 19 (2001), pp. 2440-2445
26. Berhamann. The anti-vaccination movement and resistance to allergen-immunotherapy: A guide for clinical allergists. Allergy Asthma Clin Immunol, 6 (2010), pp. 26. Medline. Disponible en; http://dx.doi.org/10.1186/1710-1492-6-26
27. G. Dórea. Integrating experimental (in vitro and in vivo) neurotoxicity studies of low-dose thimerosal relevant to vaccines. Neurochem Res, 36 (2011), pp. 927-938. Medline. Disponible en: http://dx.doi.org/10.1007/s11064-011-0427-0
28. M. Martínez, S. Martínez, F. García. ¿Por qué los padres no vacunan a sus hijos? Reflexiones tras un brote de sarampión en un barrio de Granada. An Pediatr (Barc), 75 (2011), pp. 209-210
29. López Hernández B, Laguna Sorinas J, Marín Rodríguez I, Gallardo García V, Pérez Morilla E, Mayoral Cortés JM. Spotlight on measles 2010: An ongoing outbreak of measles in an unvaccinated population in Granada, Spain, October to November 2010. Euro Surveill. 2010; 15:17-20. Disponible en: http://www.eurosurveillance.org/ViewArticle.aspx?ArticleId=19746
30. Comité Asesor de Vacunas (CAV-AEP). Calendarios de vacunación en el mundo. Manual de vacunas en línea de la AEP [Internet]. Madrid: AEP; ene/2019. [consultado el 10/04/2019]. Disponible en: http://vacunasaep.org/documentos/manual/cap-8
31. Consejo Interterritorial del Sistema Nacional de Salud. Calendario común de vacunación infantil. Calendario recomendado año 2018 [consultado

10/04/2019]. Disponible en: https://www.mscbs.gob.es/profesionales/saludPublica/prevPromocion/vacunaciones/docs/CalendarioVacunacion2018.pdf (https://www.mscbs.gob.es/profesionales/saludPublica/prevPromocion/vacunaciones/docs/CalendarioVacunacion2018.pdf)

32. Moreno Pérez D., Álvarez García FJ, Álvarez Aldean J., Cilleruelo Ortega MJ, Garces Sánchez M., García Sánchez N. et al. Calendario de vacunaciones de la Asociación Española de Pediatría: recomendaciones 2019 Anales de Pediatría, 2019-01-01, Volumen 90, Número 1, Páginas 56.e1-56. e9, Copyright © 2018 Asociación Española de Pediatría. Consultado el 10/04/2019.
33. WHO. Vaccine Preventable Diseases Surveillance Standards. Pertussis. [Consultado 11 Abril 2019]. Disponible en: https://www.who.int/immunization/monitoring_surveillance/burden/vpd/standards/en/
34. California Department of Public Health. Pertussis summary reports. [Consultado 11 Abril 2019]. Disponible en: https://www.cdph.ca.gov/Programs/CID/DCDC/Pages/Immunization/pertussis.aspx
35. Calendario de vacunación infantil de Asturias. [Consultado 11 Abril 2019]. Disponible en: https://vacunasaep.org/profesionales/calendario-vacunas/asturias
36. Klein NP, Bartlett J, Fireman B, Baxter R. Waning Tdap effectiveness in adolescents. Pediatrics. 2016;137: e20153326.
37. World Health Organization. Statement on the 13th IHR Emergency Committee meeting regarding the international spread of wild poliovirus. WHO statement. May 2017. [Consultado 11 abril 2019]. Disponible en: http://www.who.int/mediacentre/news/statements/2017/13th-ihr-polio/en/
38. Comité Asesor de Vacunas (CAV-AEP). Difteria. Manual de vacunas en línea de la AEP [Internet]. Madrid: AEP; ago./2018. [consultado el 11 de Abril de 2019]. Disponible en: http://vacunasaep.org/documentos/manual/cap-21
39. Comité Asesor de Vacunas (CAV-AEP). Haemophilus influenzae tipo b. Manual de vacunas en línea de la AEP [Internet]. Madrid: AEP; oct/2018. [consultado el 11 de Abril 2019]. Disponible en: http://vacunasaep.org/documentos/manual/cap-27
40. Comité Asesor de Vacunas (CAV-AEP). Sarampión. Manual de vacunas en línea de la AEP [Internet]. Madrid: AEP; jul/2018. [consultado el 11 de Abril de 2019]. Disponible en: http://vacunasaep.org/documentos/manual/cap-37
41. Comité Asesor de Vacunas (CAV-AEP). Rubeola. Manual de vacunas en línea de la AEP [Internet]. Madrid: AEP; jul/2018. [consultado el 11 de Abril de 2019]. Disponible en: http://vacunasaep.org/documentos/manual/cap-36

42. Comité Asesor de Vacunas (CAV-AEP). Parotiditis. Manual de vacunas en línea de la AEP [Internet]. Madrid: AEP; jul/2018. [consultado el 11 de Abril de 2019]. Disponible en: http://vacunasaep.org/documentos/manual/cap-32
43. Comité Asesor de Vacunas (CAV-AEP). Hepatitis B. Manual de vacunas en línea de la AEP [Internet]. Madrid: AEP; feb/2018. [consultado el 11 de Abril de 2019]. Disponible en: http://vacunasaep.org/documentos/manual/cap-29
44. Comité Asesor de Vacunas (CAV-AEP). Meningococo. Manual de vacunas en línea de la AEP [Internet]. Madrid: AEP; abr/2019. [consultado el 11 de Abril de 2019]. Disponible en: http://vacunasaep.org/documentos/manual/cap-30
45. Comité Asesor de Vacunas (CAV-AEP). Varicela. Manual de vacunas en línea de la AEP [Internet]. Madrid: AEP; jul/2018. [consultado el 11 de Abril de 2019]. Disponible en: http://vacunasaep.org/documentos/manual/cap-41
46. Comité Asesor de Vacunas (CAV-AEP). Virus del papiloma humano. Manual de vacunas en línea de la AEP [Internet]. Madrid: AEP; jun/2018. [consultado el 11 de Abril 2019]. Disponible en: http://vacunasaep.org/documentos/manual/cap-42 C
47. Comité Asesor de Vacunas (CAV-AEP). Neumococo. Manual de vacunas en línea de la AEP [Internet]. Madrid: AEP; mar/2018. [consultado el 11 de Abril de 2019]. Disponible en: http://vacunasaep.org/documentos/manual/cap-31
48. Comité Asesor de Vacunas (CAV-AEP). Rotavirus. Manual de vacunas en línea de la AEP [Internet]. Madrid: AEP; dic/2018. [consultado el 11 de Abril de 2019]. Disponible en: http://vacunasaep.org/documentos/manual/cap-35
49. Sitio Web: MurciaSalud Consultado el 11 de Abril de 2019. Disponible en: http://www.murciasalud.es/pagina.php?id=399382&idsec=824
50. Ponencia de Programas y Registro de Vacunaciones. Revisión del Calendario de Vacunación. Comisión de Salud Pública del Consejo Interterritorial del Sistema Nacional de Salud. Ministerio de Sanidad, Servicios Sociales e Igualdad, 2016.
51. Centro Nacional de Epidemiología. CIBER Epidemiología y Salud Pública (CIBERESP). Instituto de Salud. Carlos III. Resultados de la vigilancia epidemiológica de las enfermedades transmisibles. Informe anual 2016. Madrid, 2018.
52. Competencias básicas de los epidemiólogos de salud pública que trabajan en el ámbito de la vigilancia y respuesta en materia de enfermedades transmisibles, en la Unión Europea. Consultado el 16 de Abril de 2019. Disponible en:http://atlas.ecdc.europa.eu/public/index.aspx

53. Grupo de trabajo recomendaciones Td 2017. Ponencia de Programa y Registro de Vacunaciones. Recomendaciones de utilización de vacunas Td. Comisión de Salud Pública del Consejo Interterritorial del Sistema Nacional de Salud. Ministerio de Sanidad, Servicios Sociales e Igualdad, 2017 (https://www.msssi.gob.es/profesionales/saludPublica/prevPromocion/vacunaciones/docs/TetanosDifteria_2017.pdf

54. Centro Nacional de Epidemiología. CIBERESP. ISCIII. RENAVE. Situación de la Tos ferina en España, 1998-2016. Análisis preliminar del Impacto de la Vacunación de Tos ferina en Embarazadas. Madrid, 25 de abril de 2018

55. Dbaibo G, Tinoco Favila JC, Traskine M, Jastorff A, Van der Wielen M.Immunogenicity and safety of MenACWY-TT, a meningococcal conjugate vaccine, co-administered with routine childhood vaccine in healthy infants: A phase III, randomized study.Vaccine. 2018 Jun 27;36(28):4102-4111. doi: 10.1016/j.vaccine.2018.05.046. Epub 2018 May 18.

56. Booy R, Gentile A, Nissen M, Whelan J, Abitbol V. Recent changes in the epidemiology of Neisseria meningitidis serogroup W across the world, current vaccination policy choices and possible future strategies. Hum Vaccin Immunother. 2019; 5: 470-80. 17.

57. Cohn AC, MacNeil JR, Clark TA, Ortega-Sanchez IR, Briere EZ, Meissner HC, et al.; Centers for Disease Control and Prevention. Prevention and control of meningococcal disease. Recommendations of the Advisory Committee on Immunization Practices (ACIP). MMWR Morb Mortal Wkly Rep. 2013; 62(RR-2): 1-28.

58. Moraga-Llop FA, Marès Bermúdez J. Estrategias dinámicas de prevención en la enfermedad meningocócica invasiva. Pediatría integral. Volumen XXIII, Número 02 Marzo 2019. Curso VI.

59. Dbaibo G, Tinoco Favila JC, Traskine M, Jastorff A, Van der Wielen M. Immunogenicity and safety of MenACWY-TT, a meningococcal conjugate vaccine, co-administered with routine childhood vaccine in healthy infants: a phase III, randomized study. Vaccine. 2018; 36: 4102-11. 23.

60. Ficha técnica de Bexsero. EMA 2018. (Consultado el 19 de Abril de 2019). Disponible en: http://ec.europa.eu/health/documents/communityregister/2018/20180607141119/anx_141119_es.pdf

61. Vogel U, Taha MK, Vázquez JA, Findlow J, Claus H, Sefanelli P, et al. Predicted strain coverage of a meningococcal multicomponent vaccine (4CMenB) in Europe: a qualitative and quantitative assessment. Lancet Infect Dis. 2013;13: 416-25.

62. Abad R, Medina V, Stella M, Boccadifuoco G, Comanducci M, Bambini S, et al. Predicted strain coverage of a new meningococcal multicomponent vaccine (4CMenB) in Spain: analysis of the differences with other European countries. PLoS One. 2016; 11: e015072.

63. Frosi G, Biolchi A, Lo Sapio M, Rigat F, Gilchrist S, Lucidarme J, et al. Bactericidal antibody against a representative epidemiological meningococcal serogroup B panel confirms that MATS underestimates 4CMenB vaccine strain coverage. Vaccine. 2013; 31: 4968-74.

64. Joint Committee on Vaccination and Immunisation (JCVI). Minute of the meeting on 03 October 2018; p. 3. (Consultado el 16 de febrero de 2019). Disponible en: https://app.box.com/s/iddfb4ppwkmtjusir2tc/ file/349905639306

65. Moreno-Pérez D, Álvarez García FJ, Álvarez Aldeán J, Cilleruelo Ortega MJ, Garcés Sánchez M, García Sánchez N, et al. Calendario de vacunaciones de la Asociación Española de Pediatría: recomendaciones 2019. An Pediatr (Barc). 2019; 90: 56.e1-56. e9.

66. Biswas HH, Han GS, Wendorf K, Winter K, Zipprich J, Perti T, et al. Notes from the field: Outbreak of serogroup B meningococcal disease at a University — California, 2016. MMWR Morb Mortal Wkly Rep. 2016; 65: 520-1

67. Ministerio de Sanidad, Consumo y Bienestar Social. Recomendaciones de la utilización de la vacuna frente a enfermedad meningocócica por serogrupo
B. Grupo de Trabajo de uso de 4CMenB en situaciones especiales. (Consultado el 19 de Abril de 2019).

68. National Advisory Committee on Immunization. Update on human papillomavirus vaccines. CCDR 2012;38: ACS-1

69. Centers for Disease Control and Prevention.] Cancers associated with human papillomavirus, Unnited States—2010–2014. USCS data brief, no. 1. Atlanta, GA: Centers for Disease Control and Prevention. 2017. Disponible en:
https://www.cdc.gov/cancer/hpv/pdf/USCS-DataBrief-No1-December2017-508.pdf

70. Comité Asesor de Vacunas (CAV-AEP). Virus del papiloma humano. Manual de vacunas en línea de la AEP [Internet]. Madrid: AEP; jun/2018. [consultado el 10 de Abril de 2020]. Disponible en: http://vacunasaep.org/documentos/manual/cap-42

71. Hartwig S, Syrjänen S, Dominiak-Felden G, Brotons M, Castellsagué X. Estimation of the epidemiological burden of human papillomavirus-related cancers and non-malignant diseases in men in Europe: a review. BMC Cancer. 2012; 12:30.

72. Isaacs K, Pinto LA, Kemp TJ, Abrahamsen M, Torres BN, Quiterio M, *et al.* A phase II study of Gardasil in human papillomavirus research the mid-adult male vaccine study–The MAM Study. EUROGIN 2015. Sevilla, España. 4-7 Febrero 2015

73. Lopera Pareja E. El movimiento antivacunas. Argumentos, causas y consecuencias. Editorial Catarata. 2016. ISBN: 978-84-9097-200-7

74. Lieu, T. A.; Ray, G. T.; Klein, N. P.; Chung, C. y Kulldorff, M.: "Geographic clusters in underimmunization and vaccine refusal", Pediatrics, 2015 135(2)

75. Tuells, J. "Controversias sobre vacunas en España, una oportunidad para la vacunología social", Gaceta Sanitaria, (2016)30(1).

76. Aparicio Rodrigo, M. "Antivacunas: un reto para el pediatra", Revista Pediatría Atención Primaria, 17, (2015) pp. 107-110.

77. Corretger Rauet, J. M. y Hern."Controversias de interés sobre la seguridad de las vacunas en los niños", en J. C. Arístegui Fernández (ed.), Vacunaciones en el niño: de la teoría a la práctica. Manual adaptado para los profesionales sanitarios de Andalucía, Sevilla, Junta de Andalucía,2006 pp. 128-143.

78. Cuesta Cambra, U. y Gaspar Herrero, S "La 'reputación online' de la información de vacunas en internet", Historia y Comunicación Social, 19 (no especial febrero), 2014 pp. 15-29. Davis, P.; Chapman, S. y Leask, J. (2002)

79. . Katta A. A postmodern Pandora's box: Anti-vaccination misinformation on the Internet. Vaccine. 2010;28:1709---16.

80. Wolf M, Sharp L, Lipsky M. Content, and design attributes of antivaccination web sites. JAMA. 2002;287:3245---8.

81. Poland G. Understanding those who do not understand: A brief review of the antivaccine movement. Vaccine. 2001;19:2440---5.

82. Berhamann J. The anti-vaccination movement and resistance to allergen-immunotherapy: A guide for clinical allergists. Allergy Asthma Clin Immunol. 2010;6:26.

83. S. Martínez-Díaz S. Martínez Romero M, Fernández-Pradac M, Cruz Piqueras M, Molina Ruano R, Fernández Sierra MA.Demandas y expectativas de padres y madres que rechazan la vacunación y perspectiva de los profesionales sanitarios sobre la negativa a vacunar. Anales de pediatría. dx.doi.org/10.1016/j.anpedi.2013.08.009

84. Hernández Merino A. Efectos adversos reales de las vacunas. Jornada de vacunas de la AEP, 2016. [Fecha de acceso 20 de Abril 2019]. Disponible en http://vacunasaep.org/sites/vacunasaep.org/files/ jtoledo-41.pdf

85. García Sánchez N, Hernández Merino A. Nuevos retos en vacunación. En: AEPap (ed.). Curso de Actualización Pediatría 2017. Madrid: Lúa Ediciones 3.0; 2017. p. 419-32.

86. Los casos de sarampión se disparan en el mundo por la falta de vacunación. El Pais.Madrid 25 ABR 2019. Disponible en: https://elpais.com/sociedad/2019/04/25/actualidad/1556174487_366061.html

87. Contagiados por un brote de paperas 33 alumnos de Ingeniería de la Universidad de Comillas (ICAI). El Mundo. https://www.elmundo.es/madrid/2019/04/02/5ca32637fdddff7b348b4599.html

BIBLIOGRAFÍA ANEXOS:

ANEXO 1: CALENDARIO VACUNAL DE LAS DIFERENTES COMUNIDADES AUTÓNOMAS:

Asociación Española de pediatría de Atención Primaria. Calendarios de vacunación españoles 2019:. AEPaP. Consultado el 10 de Abril de 2019 Actualizado el 12 de enero de 2019. Disponible en: https://www.aepap.org/vacunas/calendarios-espanoles

ANEXO 2: COBERTURA VACUNAL SEGÚN LAS DIFERENTES COMUNIDADES AUTÓNOMAS:

Ministerio de Sanidad, Consumo y Bienestar Social. Coberturas de Vacunación. Datos estadísticos. MSCBS. Consultado el 10 de Abril de 2019. Disponible en: https://www.mscbs.gob.es/profesionales/saludPublica/prevPromocion/vacunaciones/coberturas.htm

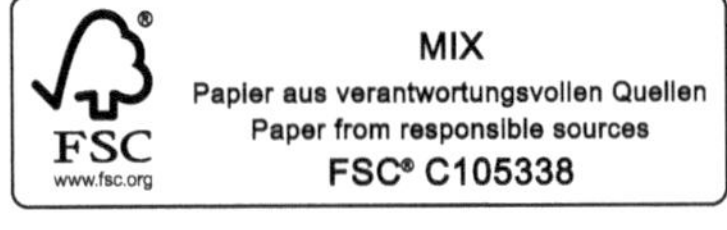

Printed by Books on Demand GmbH, Norderstedt / Germany